100歳まで元氣でいるための

寝たままできる骨ストレッチ

松村 卓

文藝春秋

骨ストレッチとは？

「骨」を意識することで
100歳まで心地いい体を手に入れる

最近、「人生100年時代」とよく耳にするようになりました。医学の進歩はめざましいものですが、放っておけば人間の体は加齢に伴って衰えていくのもまた自然なことです。では、歳をとっても心地よく動ける体でいるためには何が必要なのでしょうか。

動ける体を保つには「筋肉」——みなさんはそう思っていませんか？

まずは、その固定観念を捨ててください。実は、多くの人が筋肉を意識しすぎて、体を動かす際に無駄な力を使っています。疲れがなかなかとれなかったり、体に痛みを抱えてしまうのは、力を浪費しているからです。

「骨身《ほねみ》に任せる」とよく言いますが、大事なのは、筋肉ではなく「骨」なのです。「骨」を意識して、バラバラに動いていた体の様々な部位を連動させることにあります。

私の考案した「骨ストレッチ」は、人間が本来、持っている滑《なめ》らかな動きを取り戻すメソッドです。鎖骨《さこつ》や肋《ろっ》骨《こつ》、肩甲骨《けんこうこつ》、骨盤《こつばん》などの体幹《たいかん》を支える骨が連動することで、短時間で身のこなしが軽やかになり、肩こり、腰痛、膝痛からも解放されていきます。

この本では、高齢の方でも寝たままで簡単にできるメソッドを中心に紹介します。頑張ることなく、長く続けられて、体も心もラクになるので驚かれることでしょう。きっと、暮らしが楽しくなるはずです。

骨ストレッチで、体を動かす骨（コツ）をつかんで、100歳まで元氣に動ける体を手に入れてください。

松村　卓

頑張りすぎるシニアほど体を壊す
まずは、体の声に耳をかたむけてみよう

健康のためだからといって、急に慣れない筋トレやウォーキングを始めて故障する高齢者を、これまで私は多く目にしてきました。

何事も無理は禁物です。せっかく良かれと思って始めた運動なのに、体を壊してしまっては元も子もありません。そうならないためにも、まずは、自分の体の声に耳をかたむけてみてください。若いころとは違うのですから、もう体が嫌がることを無理してする必要はありません。

老いはすべての人に平等に訪れます。では、今の自分の体の状態を受け入れたうえで、力を発揮するにはどうしたらいいのか。

意外に思われるかもしれませんが、ラクに動ける体を手に入れるには、「頑張る」のではなくて、「ゆるめる」のです。

これまで間違った体の使い方をしてきたために、固まって動きにくくなったり、痛みを抱えていたりする部位も、「ゆるめる」ことで確実に改善していきます。

骨ストレッチを実践している高齢者や体に不安を抱えている方から、体調が良くなったという報告をうけるのは、私にとって何よりも嬉しいことです。

70代をアクティブにもっとハッピーに！

Tさん（66歳・女性）

両親の介護などで体に負担をかけ続けたこともあって、長年、私は変形性股関節症《へんけいせいこかんせつしょう》で苦しんできました。ここ数年は杖《つえ》が手放せないひどい状態で、温存療法《おんぞんりょうほう》など様々な治療も受けましたが、なにをやっても現状維持が精一杯。

諦めかけていたときに、テレビで松村先生の骨ストレッチを目にしました。私にも有効なのでは？　と直感。ご著書のタイトルでもある「ゆるめる力」という言葉にも魅《ひ》かれて講習会に参加してみました。

実際に体験してみると、これまで運動などほとんどしたことのないシニア世代の私でも、簡単にできて、なによりも効果を実感できるのが楽しかったです。「頭で考えず、体で感じる」メソッドを通して、その場で体がどんどんラクになっていくのには驚かされました。

どこでも時間をかけずに簡単にできるので、日常生活でも実践していくうちに、骨と筋肉と関節が連動する感覚もわかるようになってきました。

今では、杖が無くても歩けるようになり、氣持ちも明るくなりました。

骨ストレッチを続けることで、これからの70代をアクティブにもっとハッピーに過ごせそうな氣がしています。

目次

ほぐしてゆるめる骨ストレッチ 63

第１章

骨を使って
動ける体を取り戻す

まずは骨ストレッチの効果を体感してみよう！

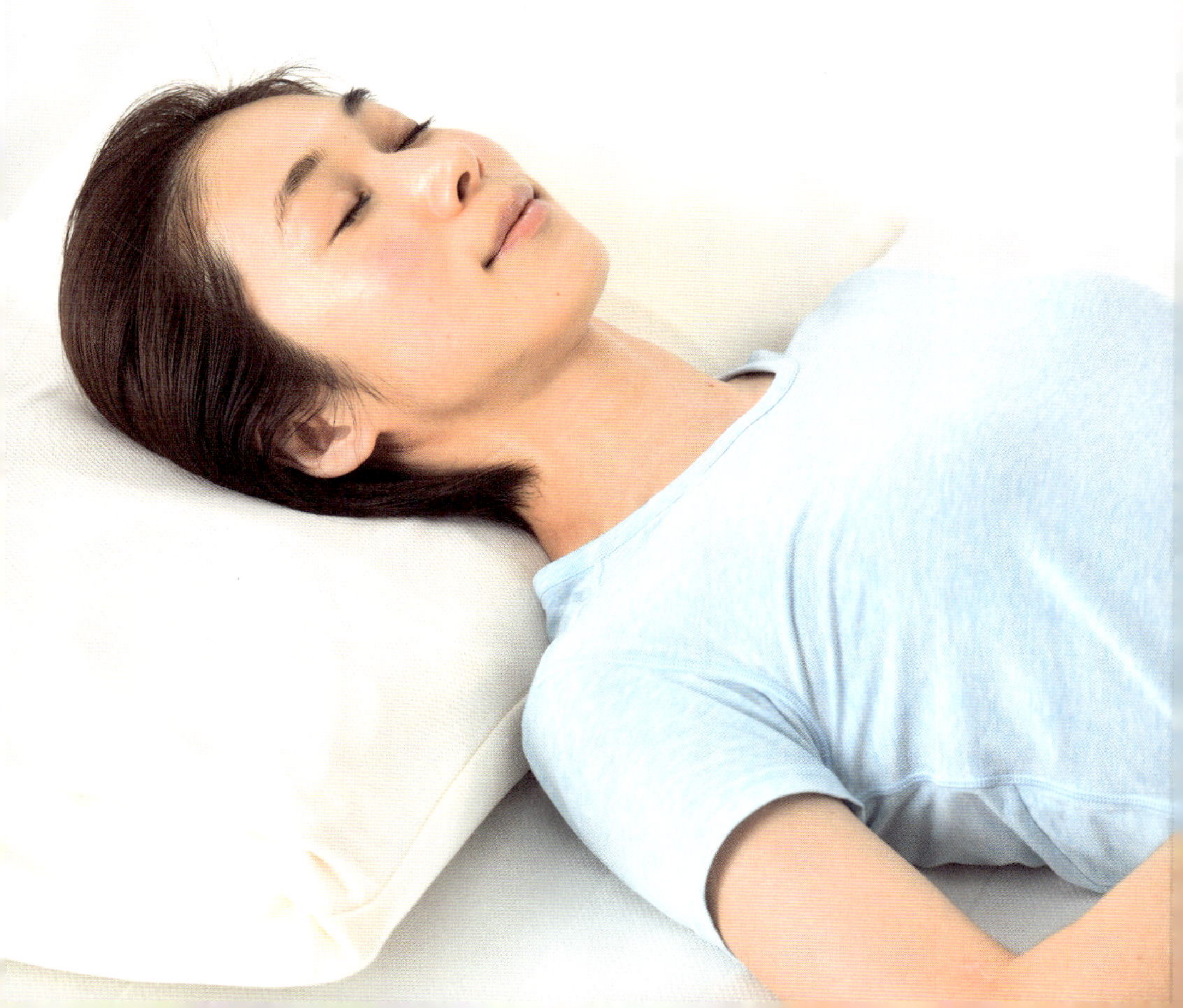

これが

骨ストレッチの「基本ポーズ」！

骨ストレッチのメソッドを行う前に
まずは「基本ポーズ」を覚えよう。

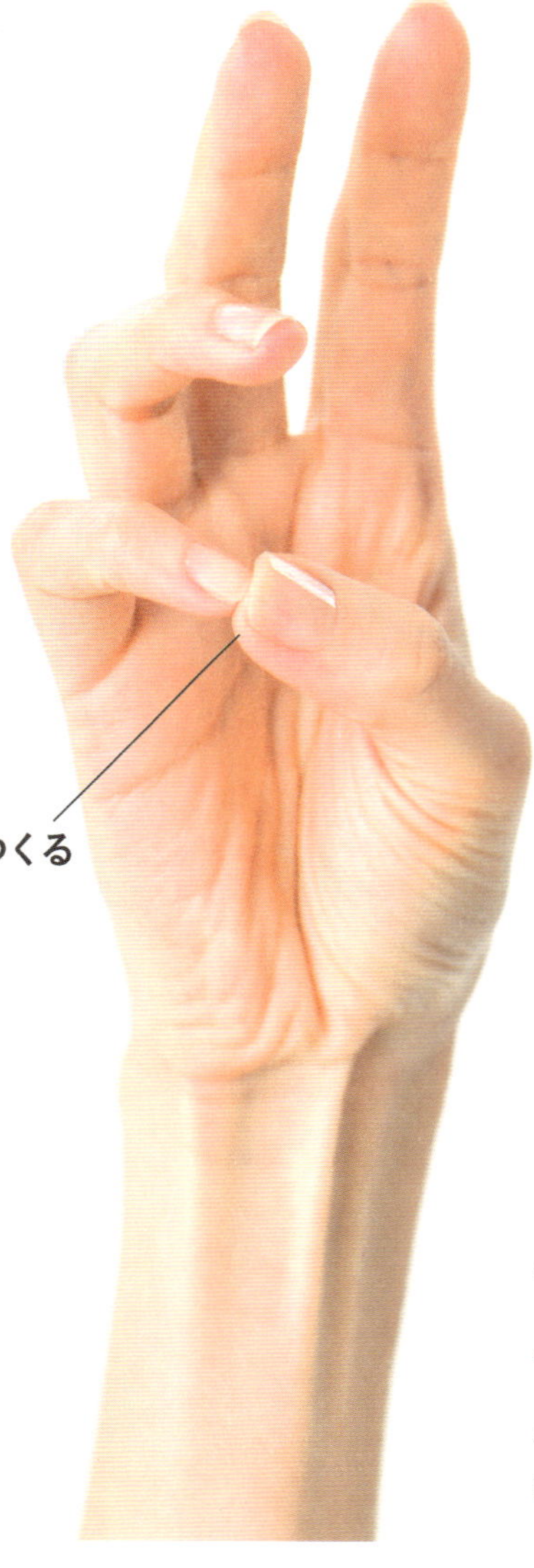

1 片手の親指と小指をつなぐ

小指と連動して薬指が曲がる人は、
無理に伸ばそうとせず、そのままに。

この「基本ポーズ」をつくることで、
全身に刺激が伝わっていきます。
骨ストレッチのメソッドは、
すべてこのポーズを応用して行います。

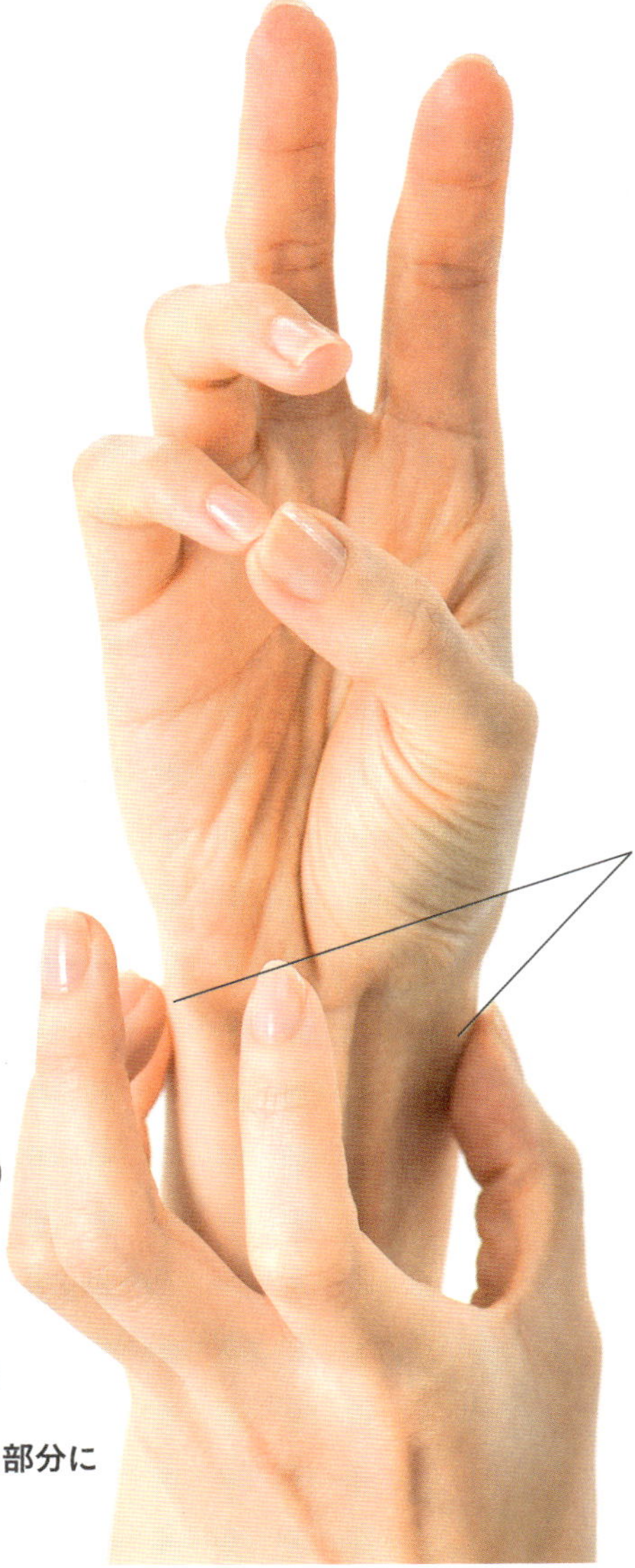

2

もう片方の手の親指と小指で手首を押さえる

手首の両側にあるグリグリとした部分に
親指と小指を当てて押さえる。

手首ブラブラ

手首を振るだけで、肩のコリがほぐれ、腕がラクにまわる

最初に紹介するメソッドは、基本ポーズで手首を左右に振る「手首ブラブラ」。手首を押さえて振るだけの簡単なメソッドですが、肩の関節のこわばりがとれ、腕がラクにまわるようになります。行う前と後に腕をまわして比較すると、滑《なめ》らかに動くのを実感できます。

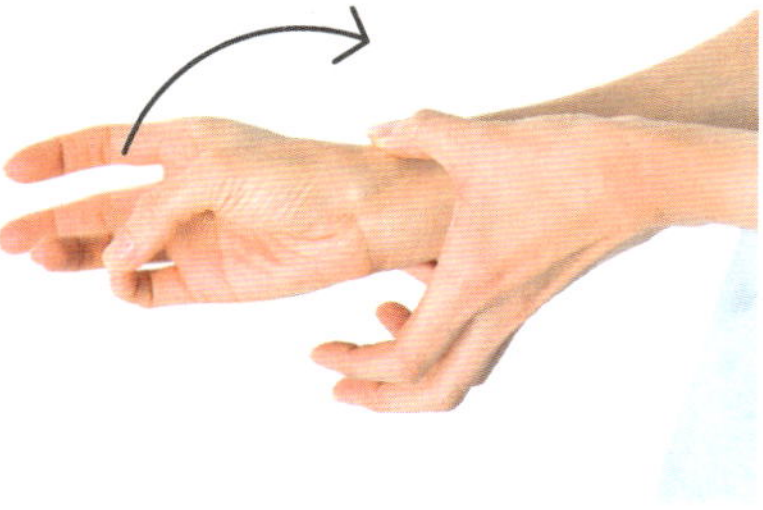

1 基本ポーズをつくる

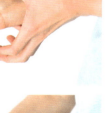

手首のグリグリは、軽く押さえる程度で大丈夫です。

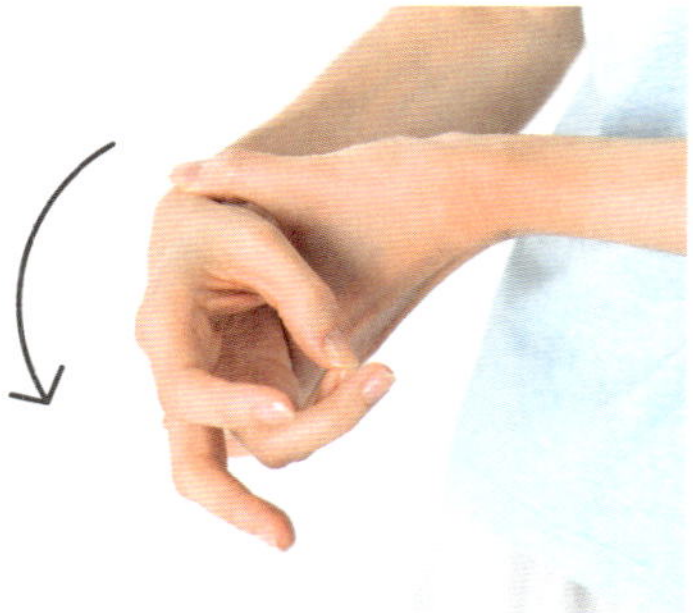

2 手首を左右に振る

おへその前で押さえられたほうの手首を左右に振る（7回程度）。反対の手でも行う。

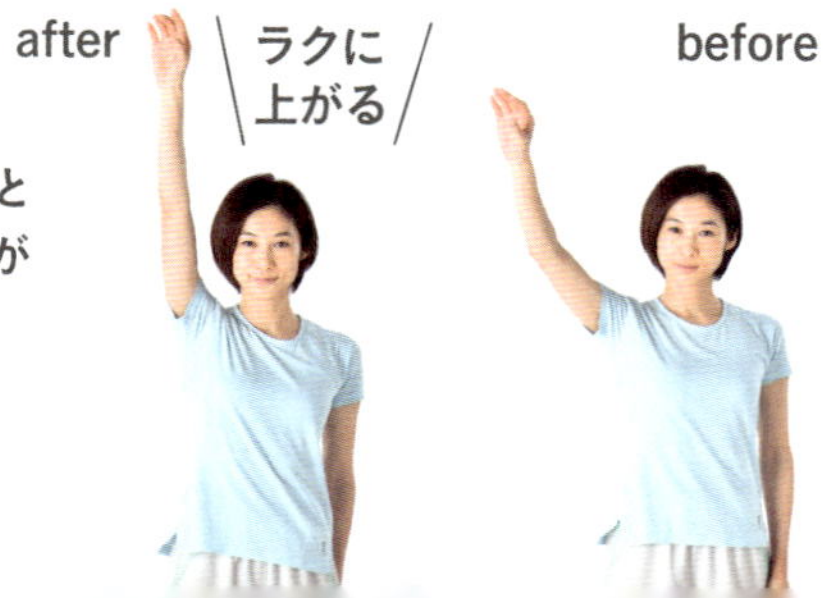

手首ブラブラをする前と後では、腕の上がり方が大きく変わります。

手首をブラブラさせるだけ！

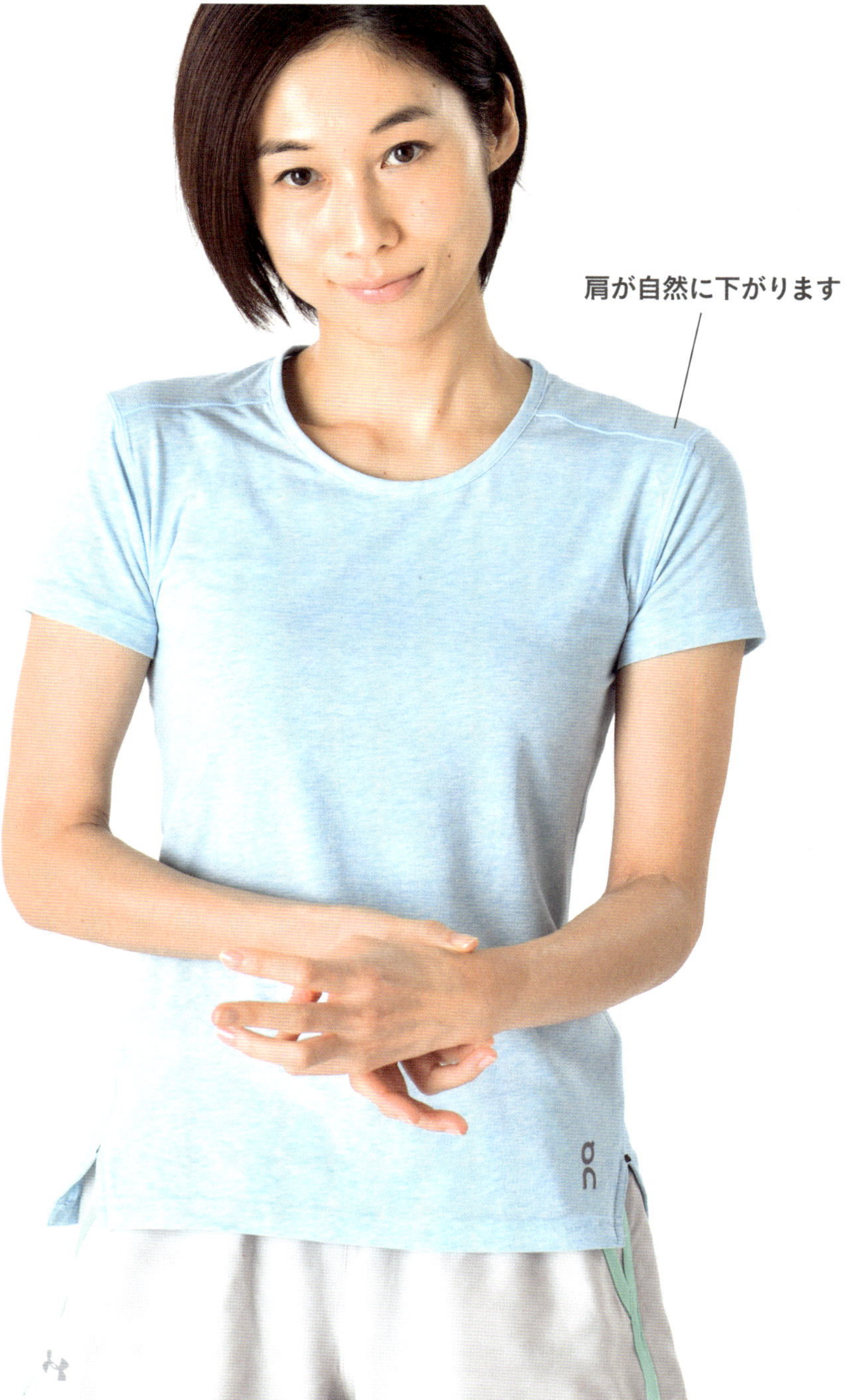

鎖骨《さこつ》ひねり

鎖骨を押さえて左右にひねると、体が滑らかに動きだす

鎖骨を押さえると、鎖骨、肩《けん》甲骨《こうこつ》、肋骨《ろっこつ》、胸骨《きょうこつ》、骨盤《こつばん》が連動して全身が滑らかに動くようになります。普段は、意識しづらいですが、鎖骨はあらゆる動きのベース。鎖骨を意識することで、一流のアスリートのように体をスムーズに動かせるようになります。

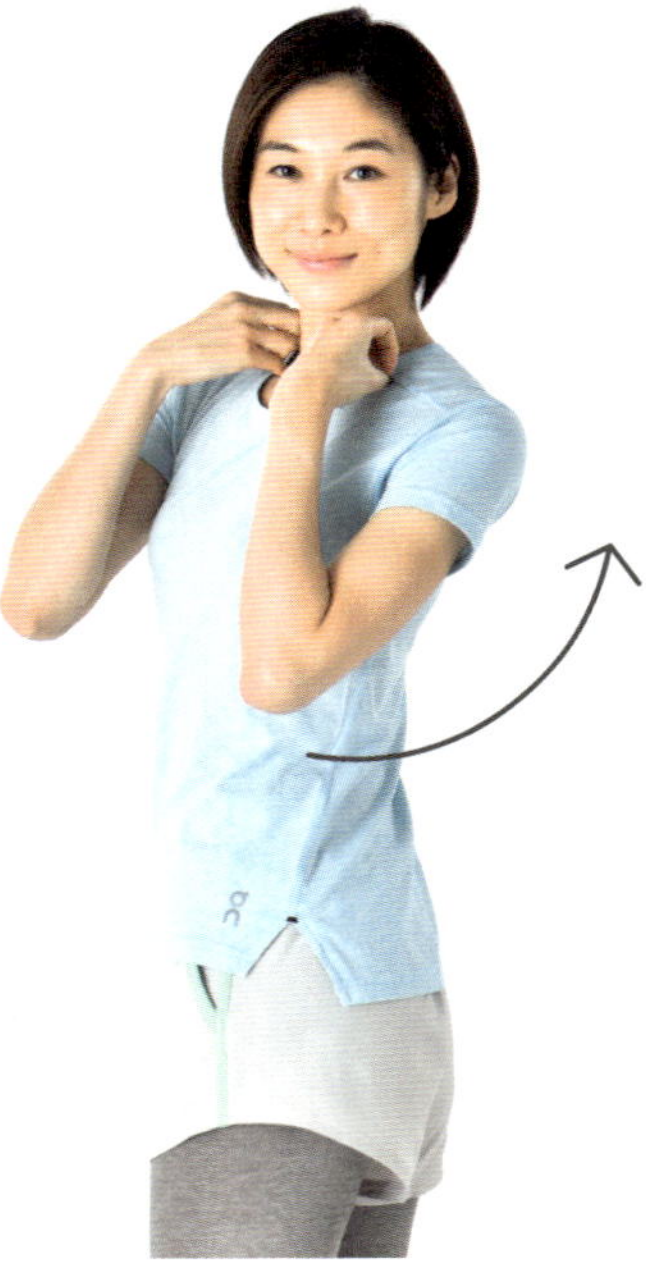

1 親指と小指で鎖骨を押さえる

脚を肩幅に開いて立ち、
両手の親指は鎖骨の下に、小指を
鎖骨の上において挟むように押さえる。

2 上半身を左右にひねる

顔を正面に向けたまま、上半身を
左右にひねる（1セット7回程度）。

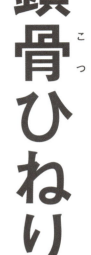

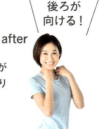

後ろが
向ける！

after

before

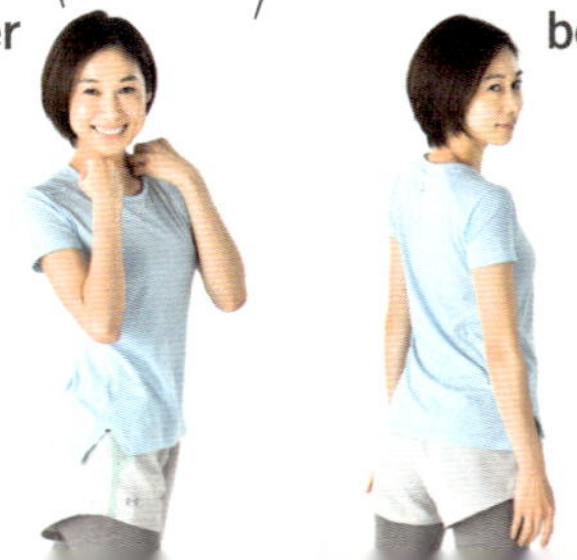

鎖骨を押さえると可動域《かどういき》が
広がり、ラクに後ろを振り
向けるようになります。

ウエストの引き締め効果も！

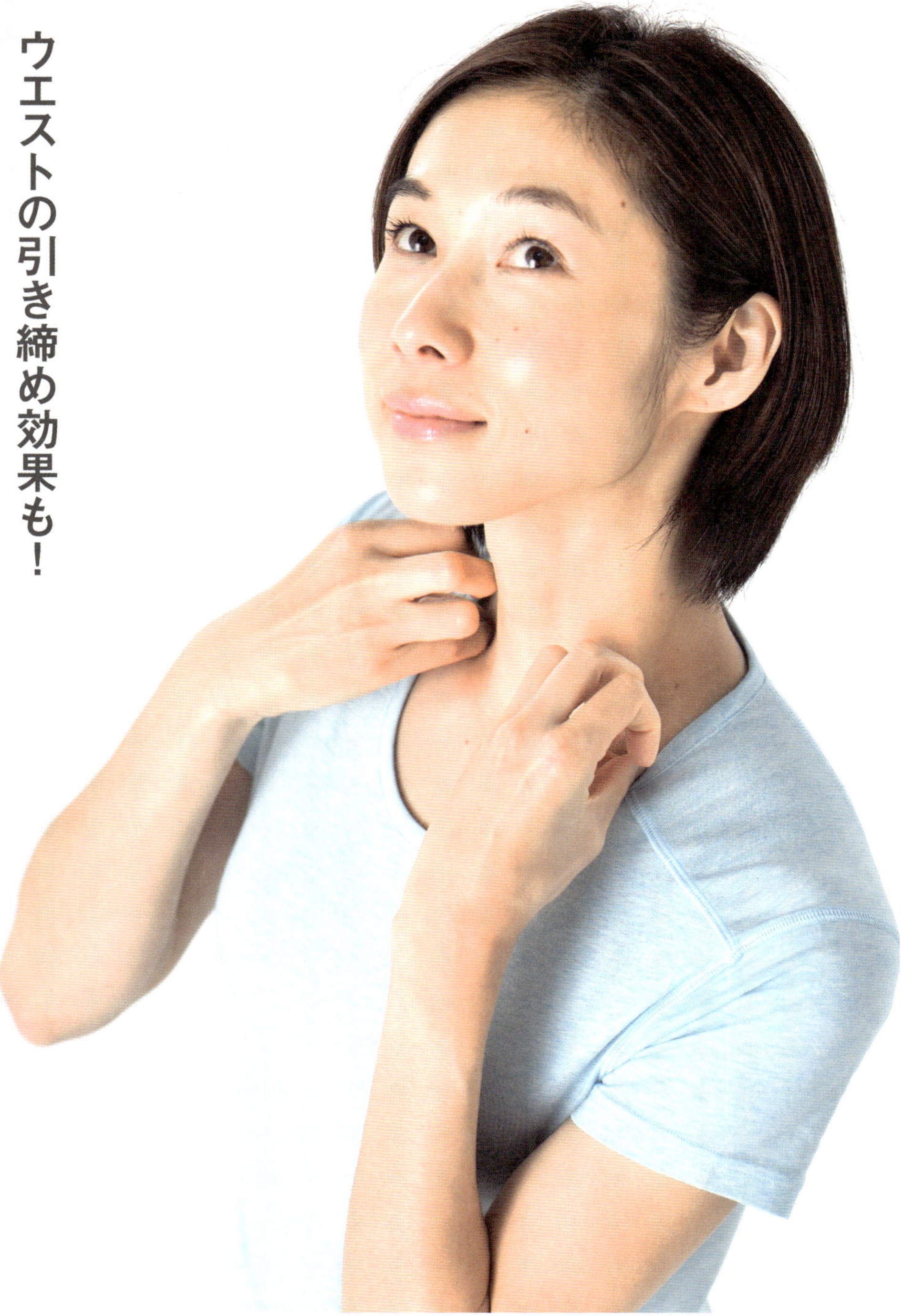

column
1

基本ポーズでは、なぜ親指と小指をつなぐのか？

指にはそれぞれに役割があり、親指はブレーキの役割を、小指はアクセルの役割を担《にな》っています。

不思議なことに、その二本の指をつなぐと互いの力が相殺《そうさい》されて、全身の力が自然に抜けたニュートラルな状態になるのです。意識的に体から無駄な力を抜くのはとても難しいのですが、基本ポーズをつくることで簡単に力みをとることができます。

また、体の末端《まったん》を閉じると、それまでバラバラに動いていた体の各パーツが一つにつながり、体全体で動けるようにもなります。手首や肘、鎖骨の骨を押さえることで、体全体のつながりはさらに強化されていきます。

末端の動きを制御することで、体全体をつなげて、普段は意識しづらい深層部の筋肉（インナーマッスル）を効果的に鍛えていきましょう。

第２章

寝たままできる
骨ストレッチ

起床直後や就寝前にもラクにできて、効果は抜群！

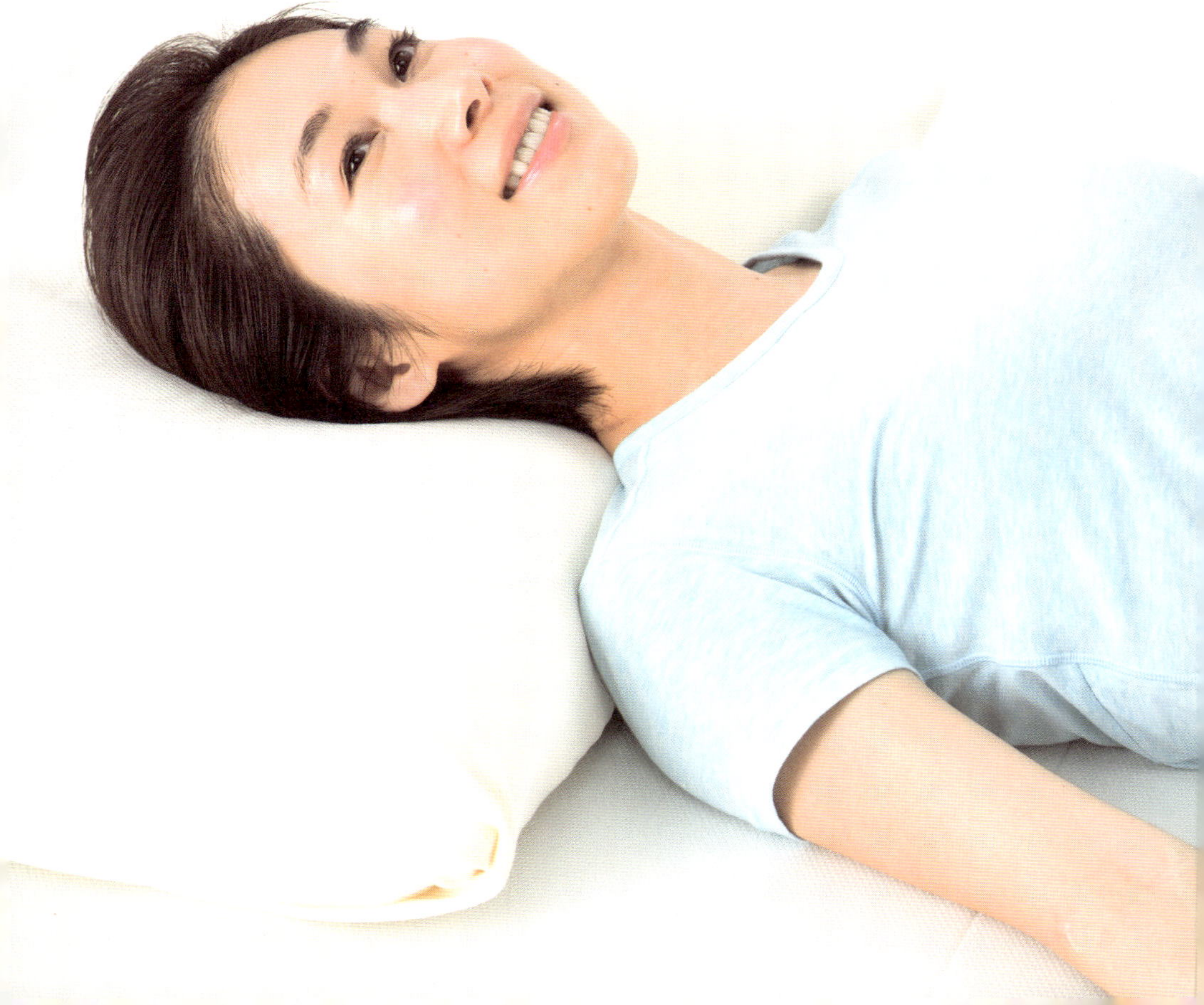

毎朝、スッキリ目覚めるために、寝床で体にスイッチを入れよう！

十分に睡眠をとったはずなのに、疲れがとれず、スッキリと起きられない、といった経験はありませんか？

その原因の大半は、睡眠中、知らず知らずのうちに体が固まっていることにあります。

若くて体力のある人は、何度も寝返りをうちます。それにより、就寝中でも血流を良くすることができますが、加齢により代謝が落ちると、どうしても寝返りの回数が減ってきてしまいます。その結果、血流が悪くなって、寝ている間に体幹《たいかん》がコチコチに固まってしまうのです。

子供の頃に、「寝相が悪い」と言われた人も多いと思いますが、それは「体の声」に反応した自然な動きで、無意識に体勢をかえることで血流を良くしていたのです。

血流が悪くなると、脳の働きが鈍くなってスッキリと目覚められません。

また、体に酸素が行きわたらず、体幹をゆるめることができません。そのため、どんなに眠っても疲れがとれにくくなるのです。

目覚めた直後は、頭も体もまだ半分眠りの中。高齢になると、いきなり寝床から出ようとすると、すぐには立ち上がれなかったり、起き上がって歩こうとするとつまずいたり、転倒すらしかねません。

こんなときは、まず骨ストレッチで体幹をゆるめましょう。こわばった体を末端部からほぐしていくと、体と脳にスイッチが入って、軽やかに動けるようになります。

ここで紹介するメソッドは、布団の中で簡単にできるものばかりです。激しい動きはありませんから、運動が苦手な人や高齢の方でも無理なく続けられるはずです。

快適な一日を過ごすために、毎朝、体をゆるめて、リラックスすることから始めましょう！

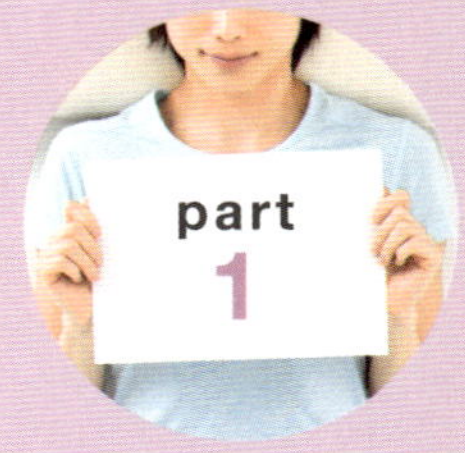

朝目覚めたら
習慣に

起き上がる前に布団の中で
体をほぐして
心身共に快適な一日を！

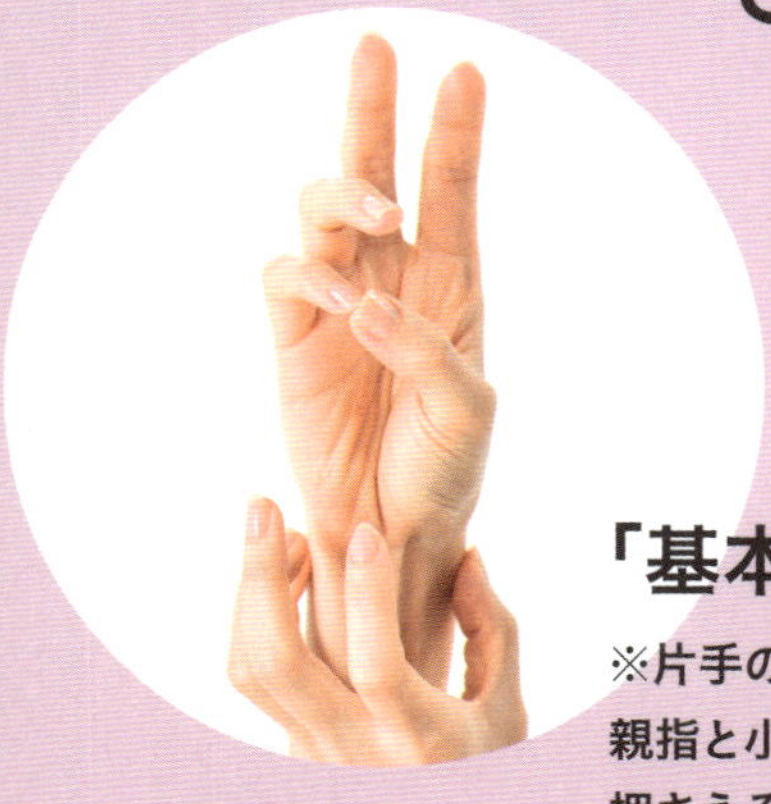

「基本ポーズ」

※片手の親指と小指をつなぎ、もう片方の親指と小指で手首のグリグリした部分を押さえる（P.10 ― 11 参照）。

末端《まったん》ほぐし

目が覚めたら、手首や足首を振って体のこわばりをほぐしましょう。
基本ポーズで行うことで動きが良くなります。

末端ほぐし① 手首ブラブラ

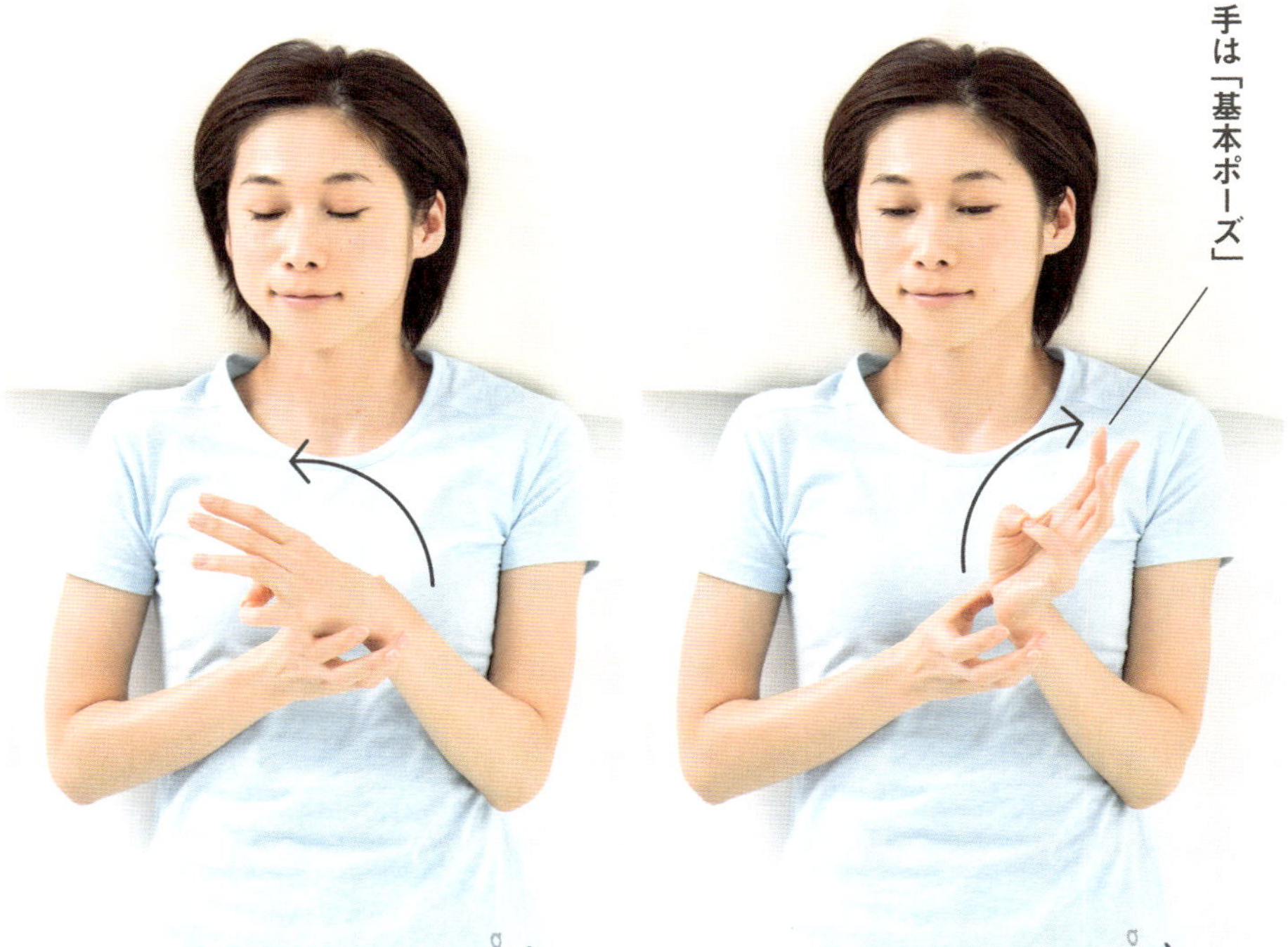

1 手を左右にブラブラ振る

手を胸の上におき、押さえられている手を左右に振る
(７回程度)。反対の手も同様に。

末端ほぐし② 首パタパタ

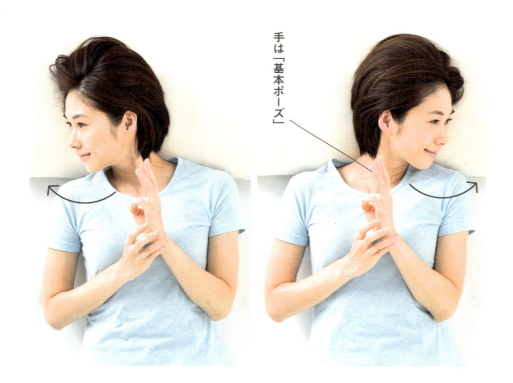

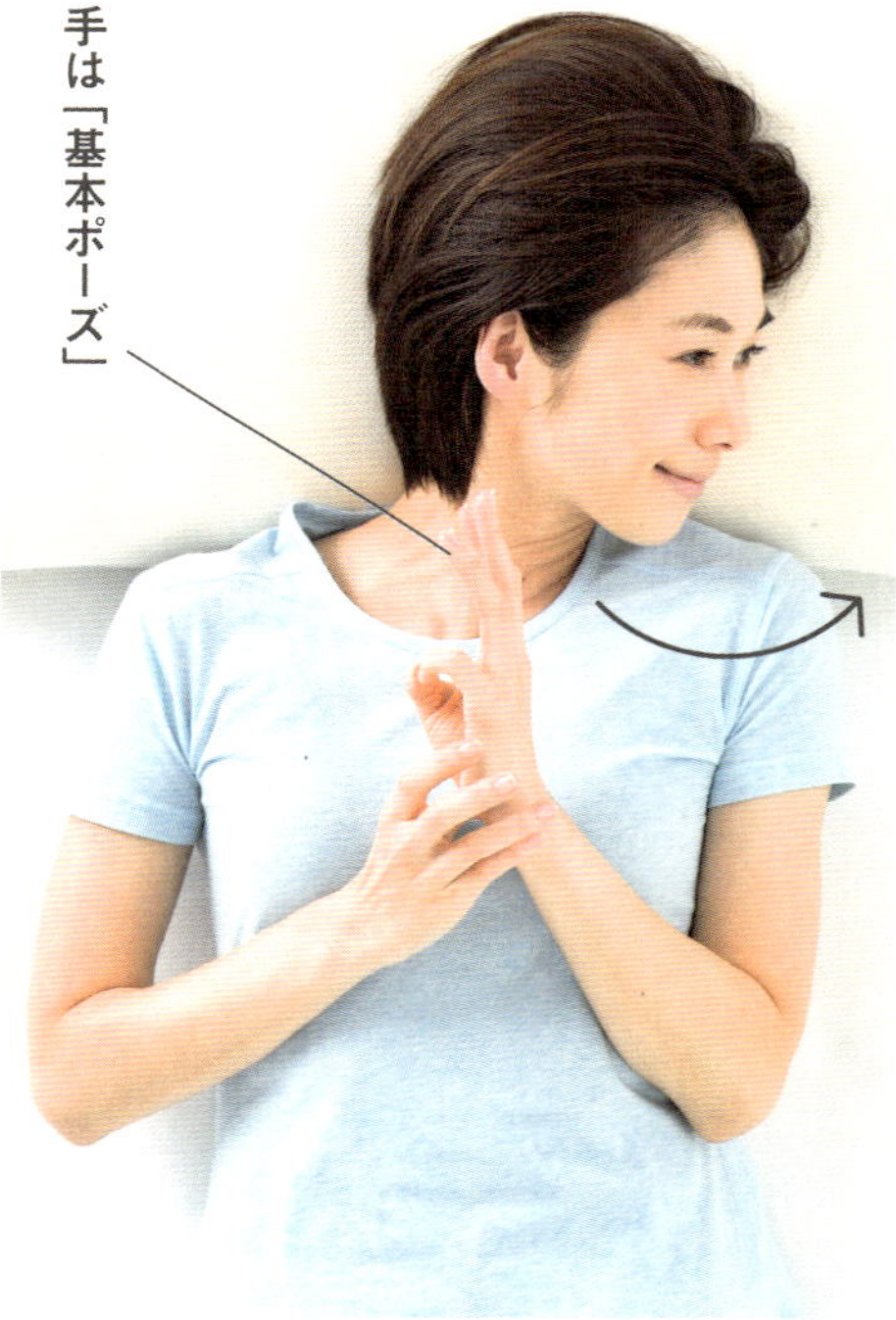

1 首を左右にパタパタ振る

基本ポーズの手を胸元におき、首を左右に振る（7回程度）。
手を組み替えて同様に。

末端ほぐし③

足首パタパタ

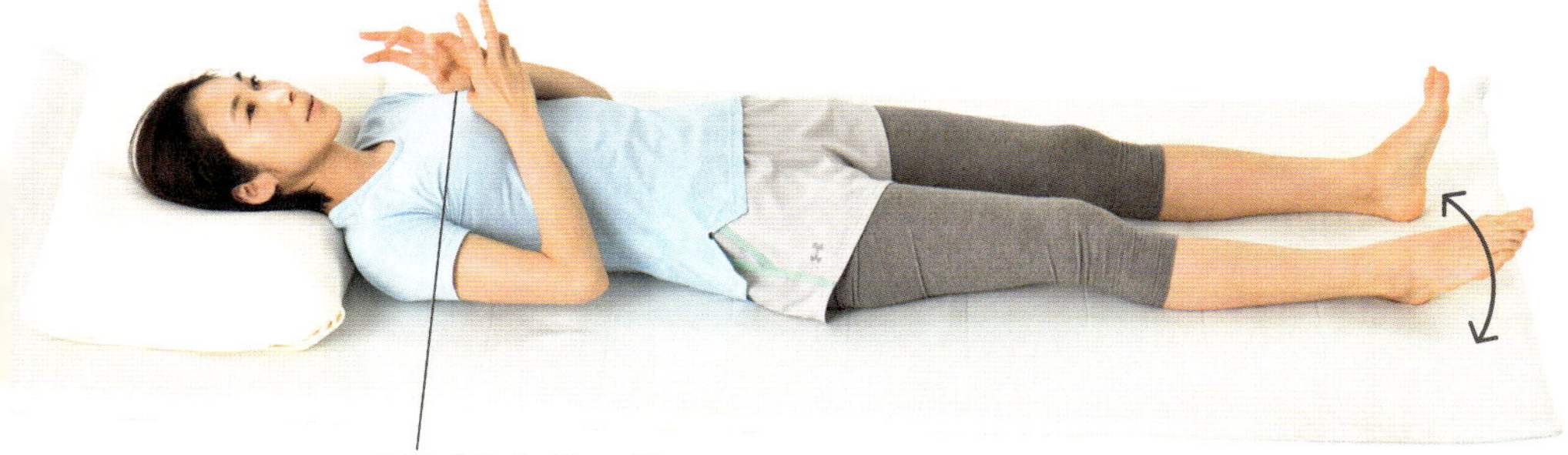

手は「基本ポーズ」

1 押さえられている手首と逆の足首をパタパタ振る

左手首を押さえて右足首を
左右に振る（7回程度）。
手は基本ポーズで胸元に。

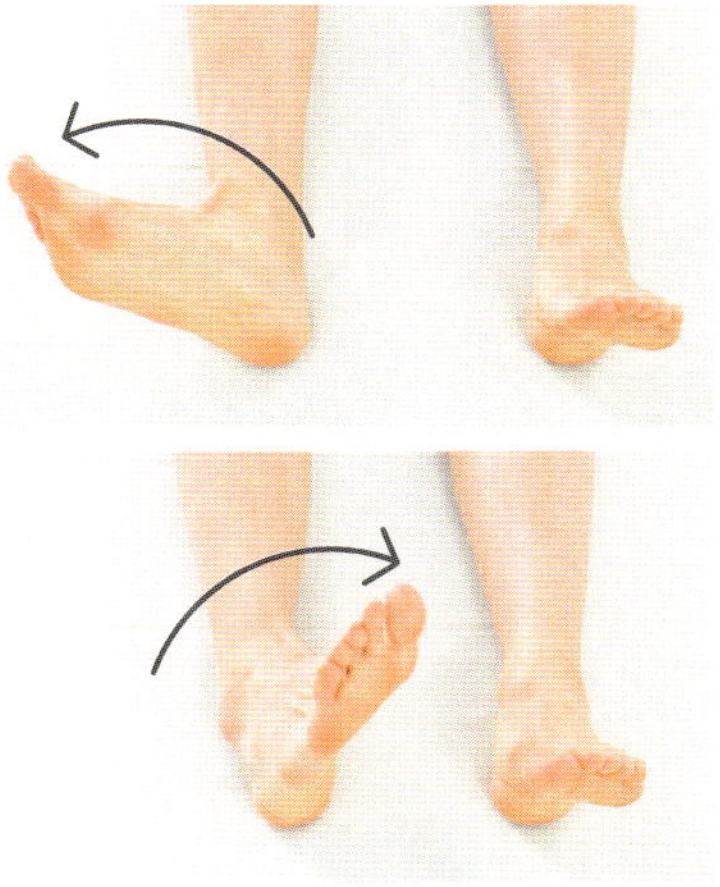

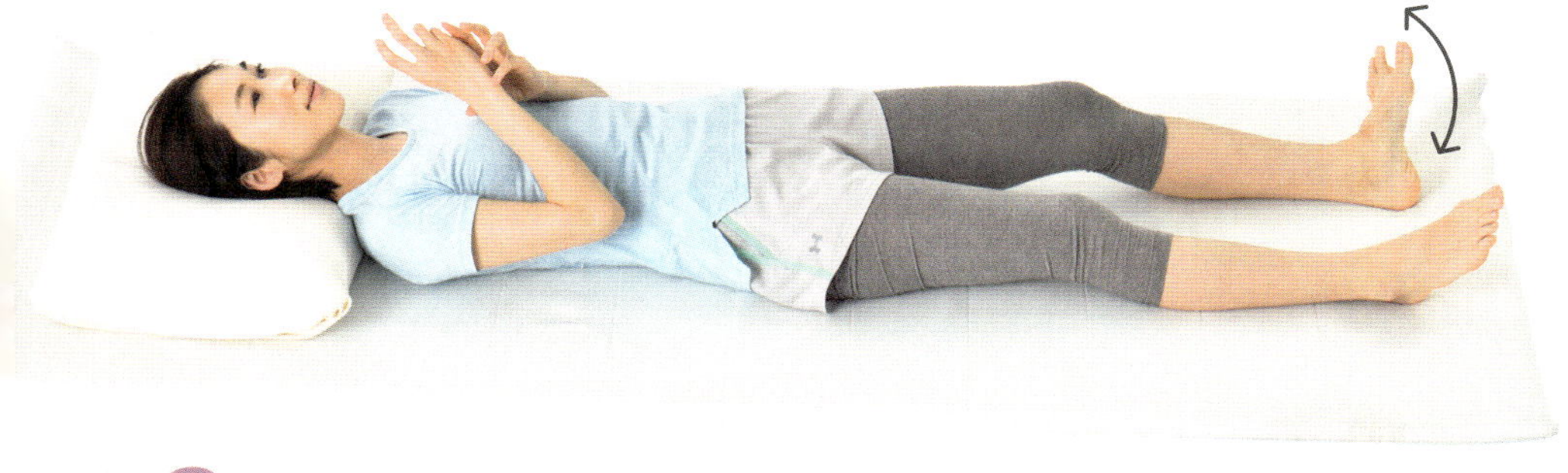

2 左右を替えて同様に

右手首を押さえて左足首を振る（7回程度）。

肘《ひじ》伸《の》ばし

腕をスーッと天に伸ばして、首や肩のこわばりを解消します。
肘の骨を押さえることで、体幹に刺激が伝わりやすくなります。

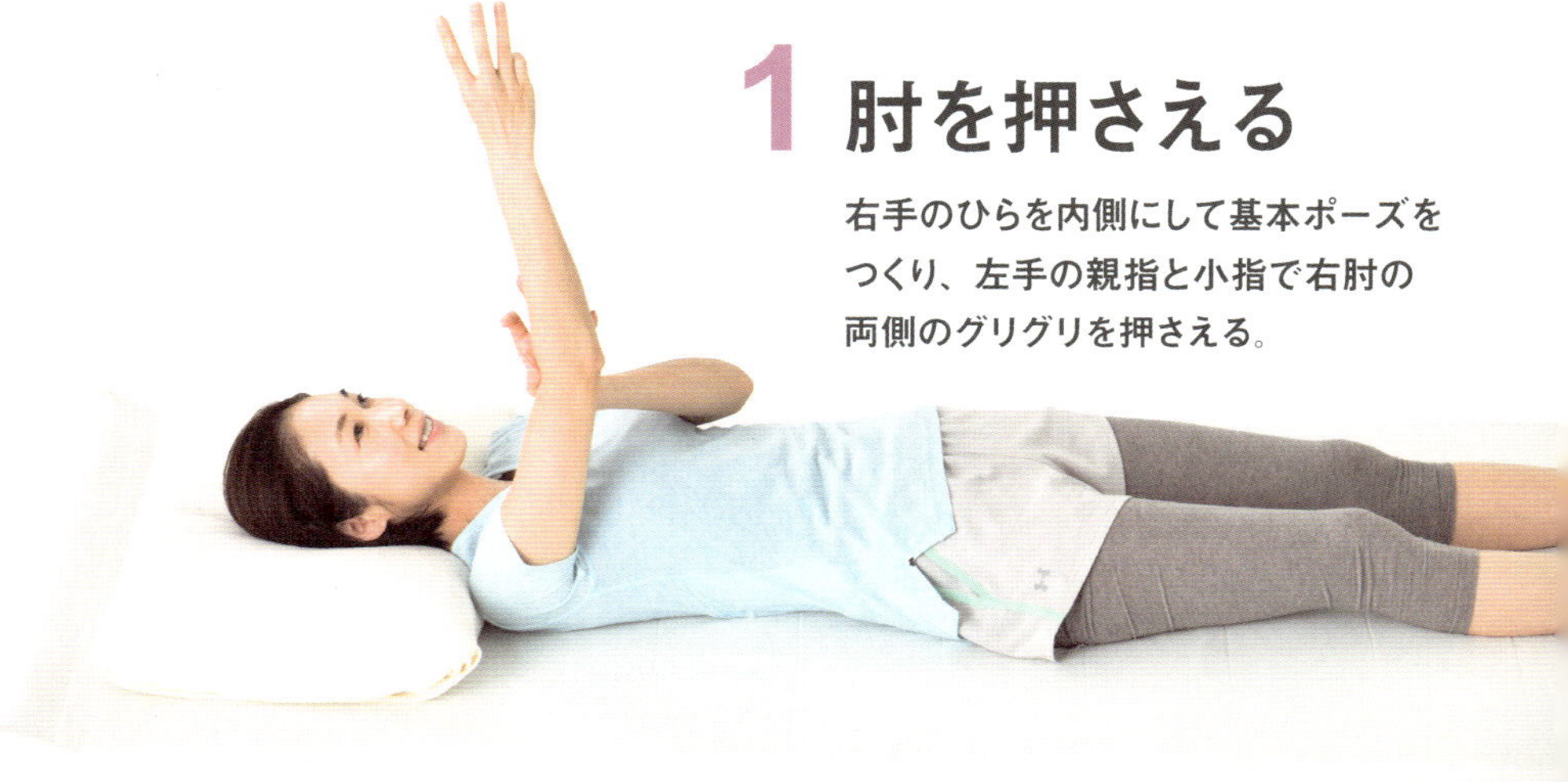

1 肘を押さえる

右手のひらを内側にして基本ポーズをつくり、左手の親指と小指で右肘の両側のグリグリを押さえる。

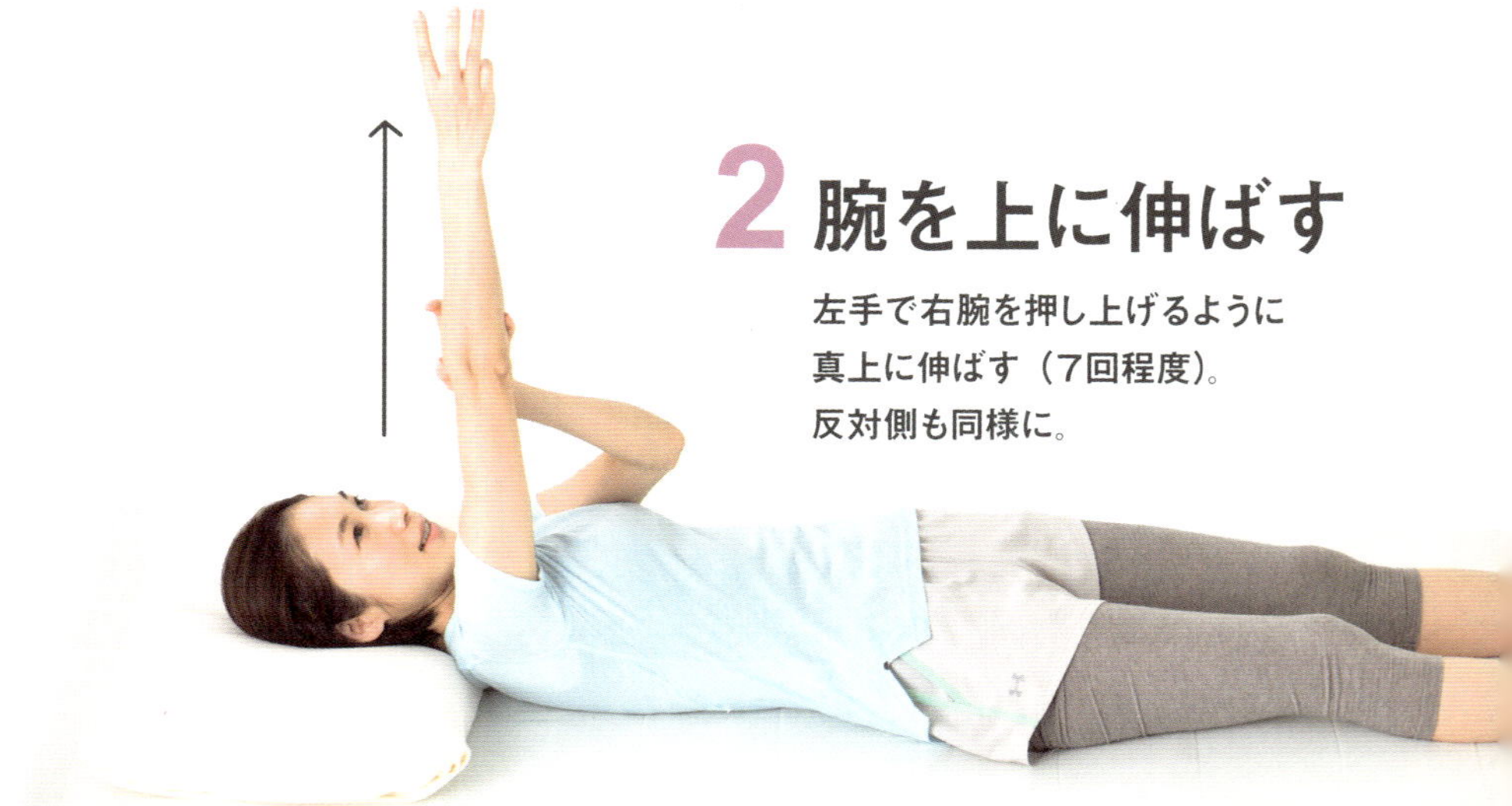

2 腕を上に伸ばす

左手で右腕を押し上げるように真上に伸ばす（7回程度）。
反対側も同様に。

あばら マッサージ

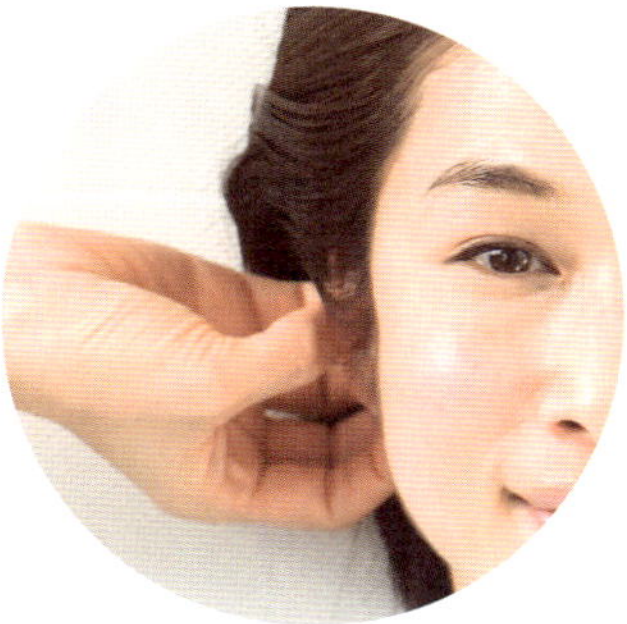

手のひらが上を向くように右手の親指と小指で右耳を軽くつかむ。

寝起きにコチコチに固まっている肋骨《ろっこつ》をほぐすことで、上半身が柔軟になり、深い呼吸ができるようになります。

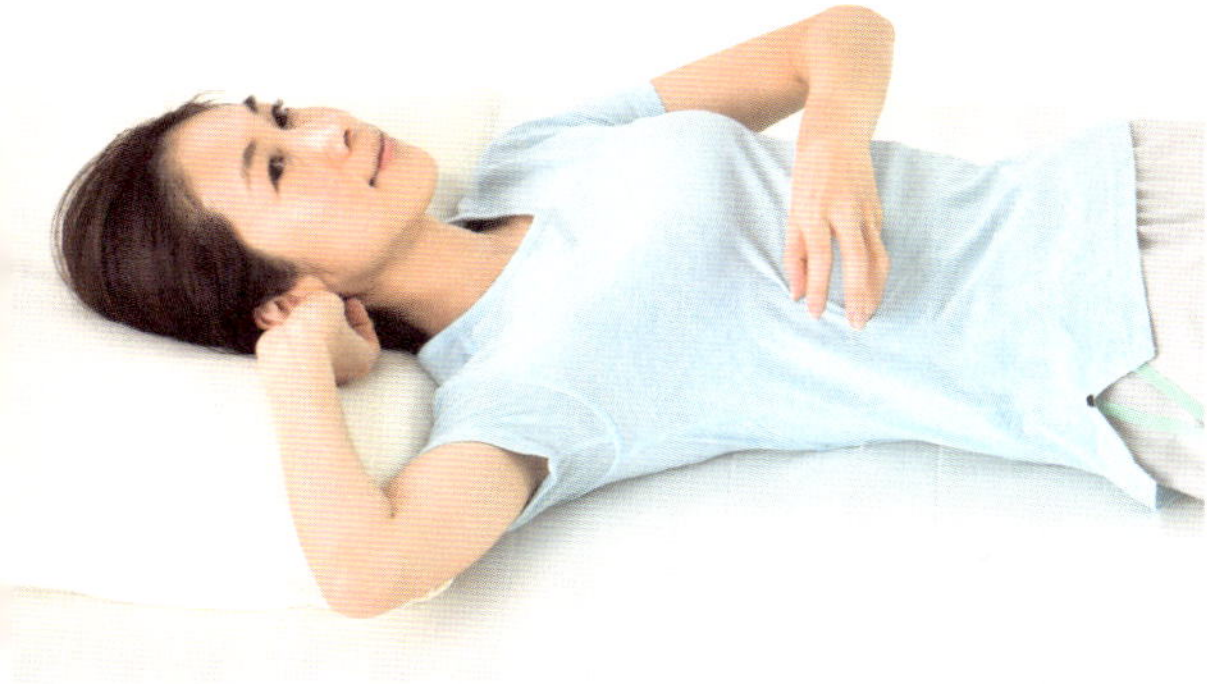

1 右手で右耳を押さえ、左手はあばらに

手のひらが上を向くように右手の親指と小指で右耳を軽くつかむ。

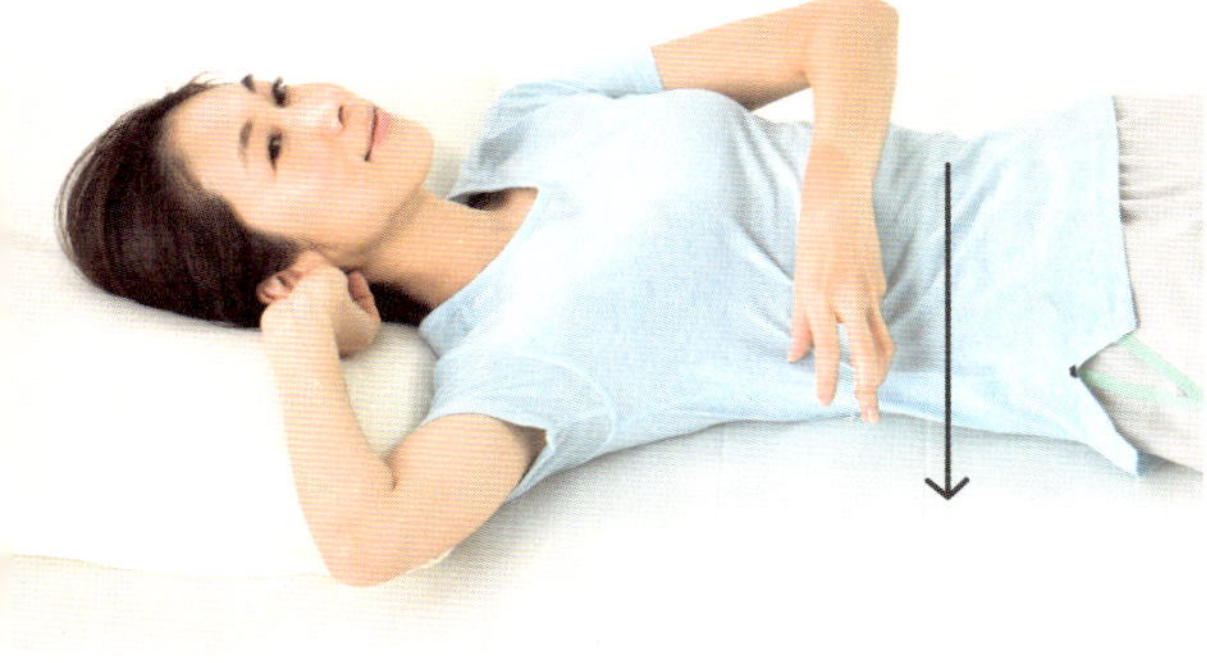

2 あばらをなでる

左手の親指と小指を右脇に当て、あばら骨をなでる（7回程度）。
左右を替えて同様に。

column
2

あばらマッサージで
ラクに起き上がる

体幹が緊張しているときは、あばらもコチコチに凝《こ》り固まっています。

あばらは横隔膜《おうかくまく》を覆《おお》っているので、固まっていると呼吸が浅くなり、酸素が不足して、体が疲れやすくなります。

快適な一日を過ごすために、朝目覚めたら、布団の中であばらをマッサージして、脇腹の可《か》動域《どういき》を広げましょう。

体が曲げやすくなるので、スムーズに起き上がれるだけでなく、体幹が刺激されて、上半身の動きがしなやかになります。

あばらをほぐすことで深い呼吸が促され酸素不足も解消するので、スッキリと目覚められます。

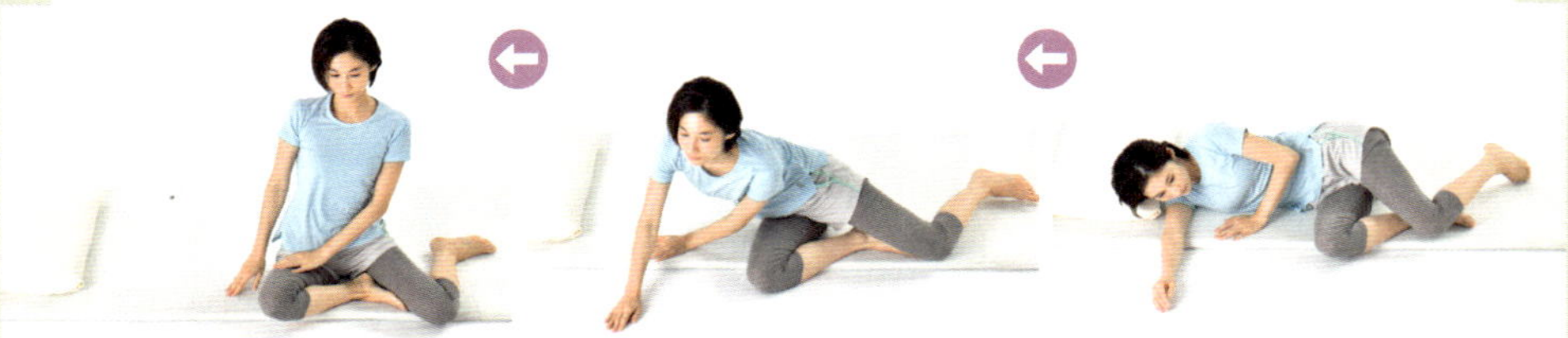

大腰筋《だいようきん》ほぐし

起床したら、立ち上がる前に大腰筋をほぐしましょう。くるぶしの下をさすると深層筋《しんそうきん》（インナーマッスル）が刺激され、体の内部にある大腰筋がほぐれます。

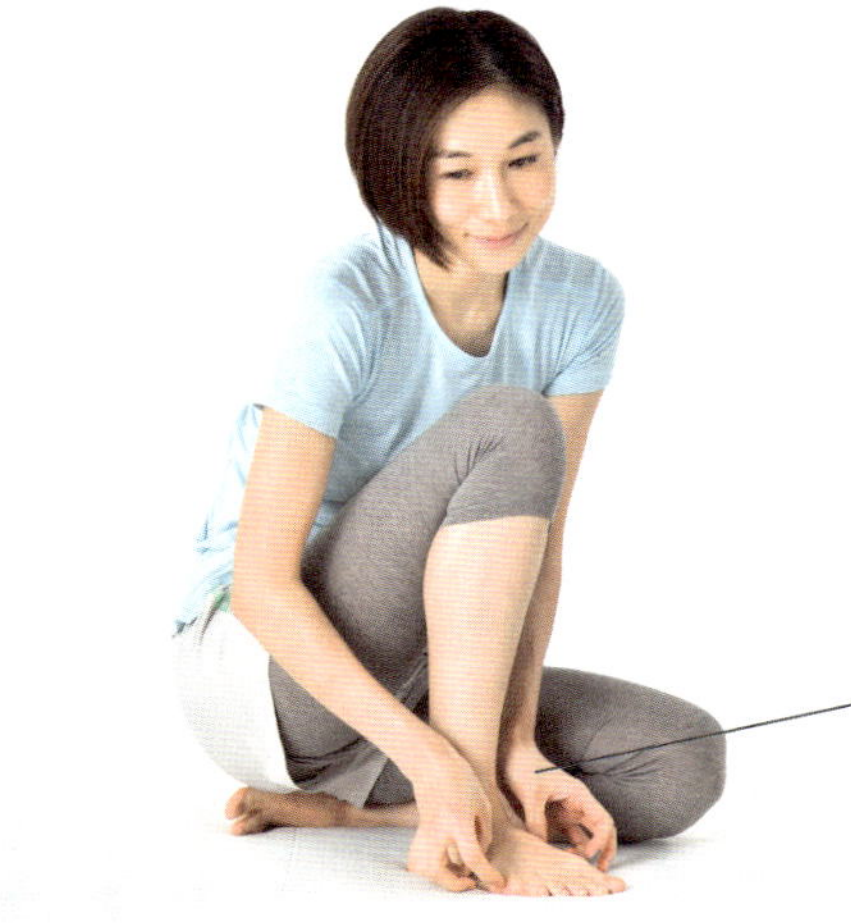

1
片脚を立てる

布団の上に座ったまま片脚を立てる。

手は「基本ポーズ」

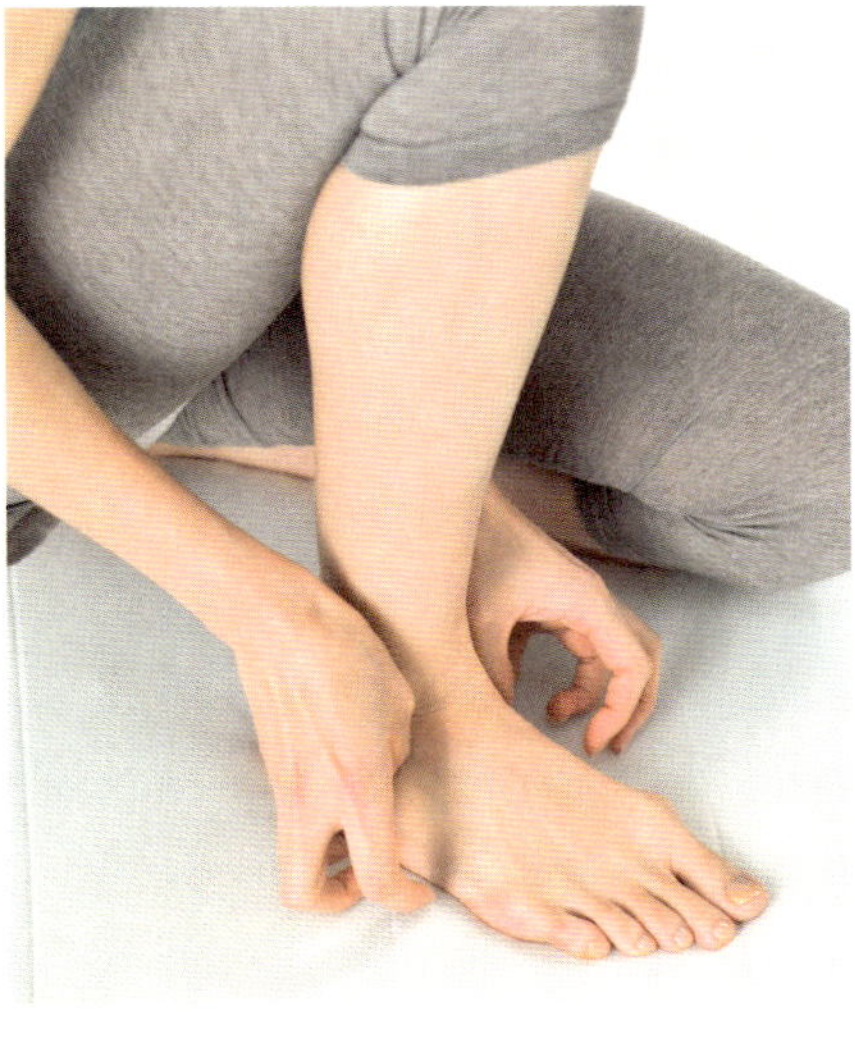

2
立てた脚のくるぶしの下を両手でさする

立てた脚のくるぶしの下を、両手の親指と小指で前後にマッサージする（10 回程度）。反対の脚も同様に。

足指《あしゆび》まわし

足の指が硬くなっているとうまく歩けません。
足の指の第一関節をまわすだけで、全身がほぐれていきます。
脚が上がりやすくなり、日常の身のこなしがラクになります。

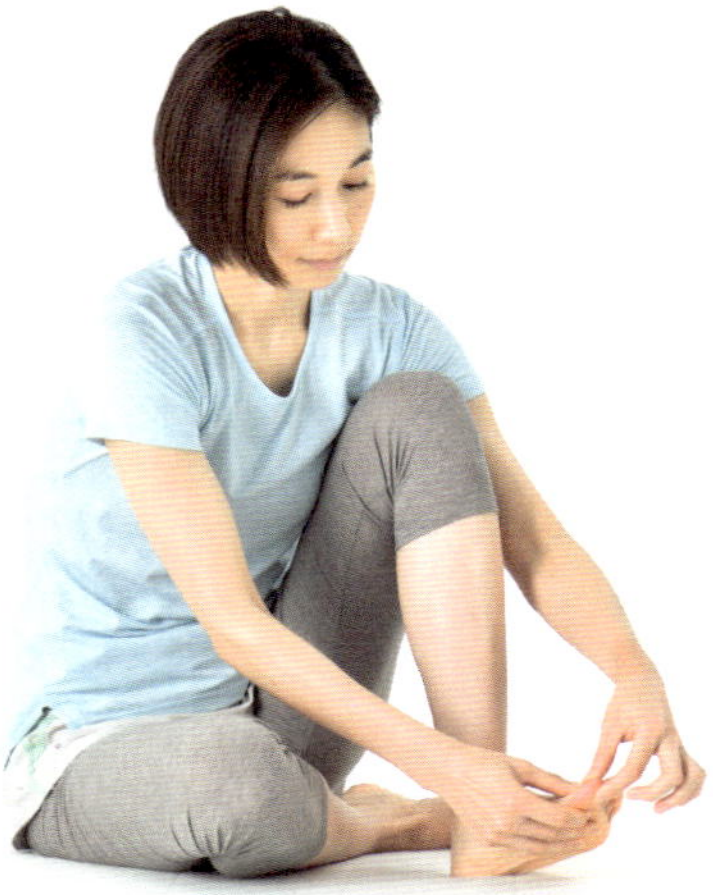

1
足の親指の先をつまんで第一関節をまわす

右手で左足の親指を押さえ、
左手でその親指の
第一関節をくるくるとまわす。

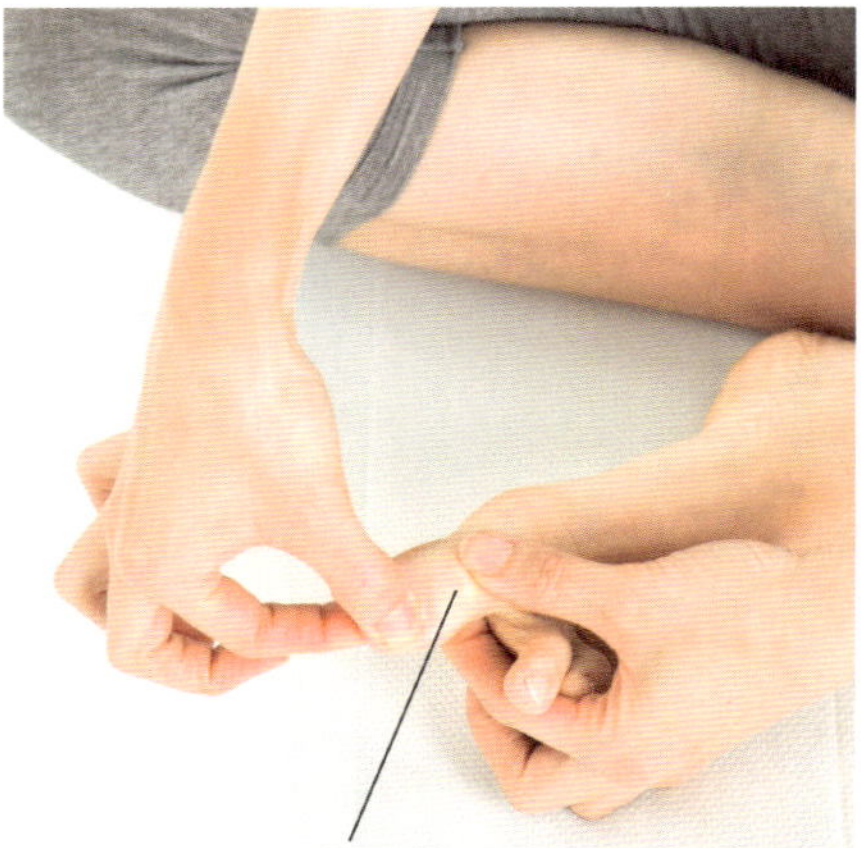

指の第一関節をくるくるとまわす

2
親指→小指の順にほぐしていく

親指→小指と順に第一関節を
くるくるとまわして足指をほぐす。
反対側の足も同様に。

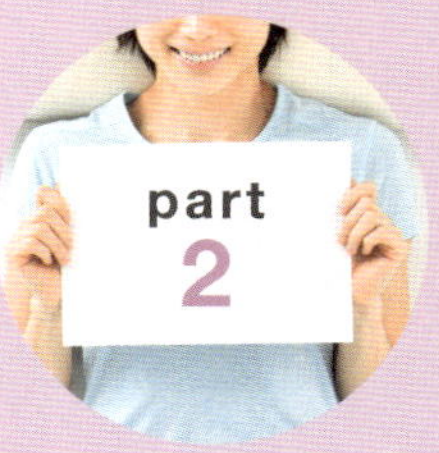

ラクなのに体に力がよみがえってくる

いつでも簡単に行えて、
アスリートのトレーニング並みの効果が!

寝たままできる 最も効果的な体幹トレーニング

もともと骨ストレッチはスポーツ選手の動作を改善する目的で考案したメソッドでしたが、全国で講習会を開いていくうちに、簡単にできて効果がすぐに実感できる手軽さから、一般の方にも広がっていきました。

そのなかで私がいつも感じていたのは、体の悲鳴に悩まされている人の多さです。とくに、自分の親の世代、シニア世代の悩みは切実でした。

「まだまだ頭は元気なのに、体が言うことを聞いてくれない」

こういった悩みを耳にするたびに、高齢の方にでも簡単にできるメソッドはないかと考え続けてきました。

それまでのメソッドを基にして少しずつ変更を加えていき、そして生まれたのが、今回紹介する、寝たままの姿勢で行えるメソッドです。

このメソッドのポイントは、リラックスして、自分の体に向き合えることです。立った姿勢で行うメソッドだと、体を安定させようとして無意識のうちに踏んばって、つい力んでしまいがちですが、寝たままの姿勢だと体に余計な力が入りにくくスムーズに行えるのです。

筋肉ではなく、体の重さを使って脚を動かすので、普段、意識的には鍛えることのできない体幹を自然に伸び縮みさせられます。

実際に行ってみると、どのメソッドも地味な動きなので、「効いている感じがしない」と思われるかもしれませんが、インナーマッスル（深層筋）が自然にストレッチされて、効果的な体幹トレーニングができているのです。

心地よく体を動かすための原理は、体幹をゆるめて「体の骨組みを動かす」こと。これは一流のアスリートでも一般の方でも変わりません。

このメソッドをコツコツと続けてインナーマッスルを鍛えることで、「脚が上がりやすくなった」「体が軽くなった」など、日常での変化を実感できるはずです。

寝たままの姿勢で、筋力に頼らず、自分の体の重さだけを利用して行えるので、療養中の方のリハビリとしてもおすすめです。

あおむけ片《かた》脚《あし》パタパタ

脚の重みを利用したストレッチ。腰（大転子《だいてんし》）を押さえて支点にすることで
脚が倒しやすくなり、耳をつまむことで全身の連動性が高まります。

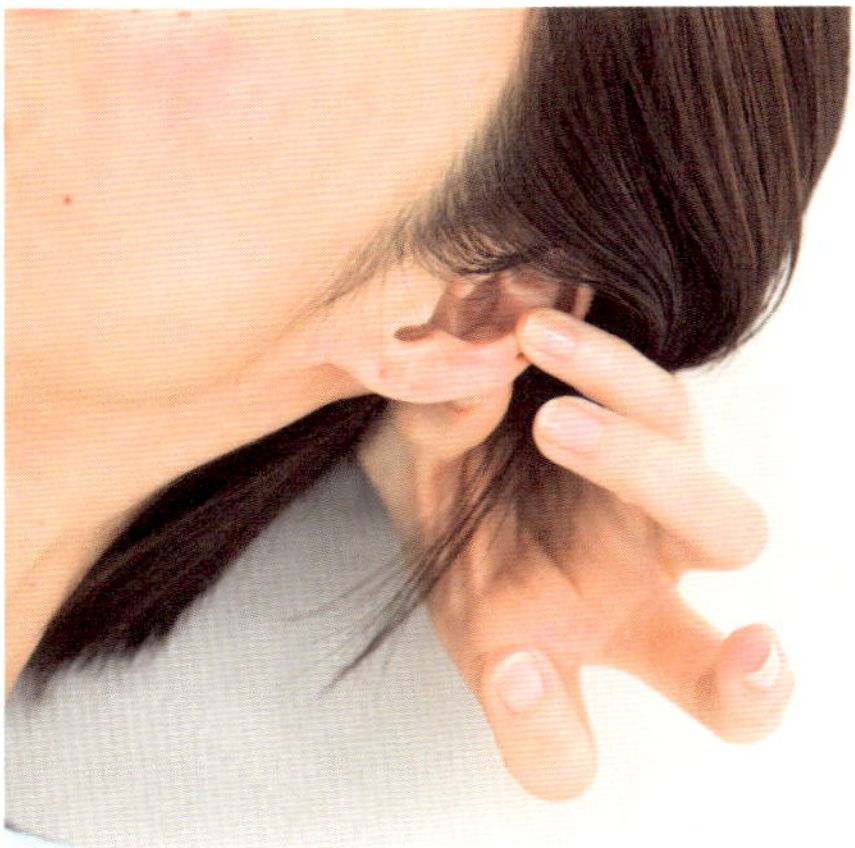

1

親指と小指で反対側の耳をつまむ

右手の親指と小指で
頭の後ろから左耳を押さえる。
（後ろからが難しければ前からでもOK）

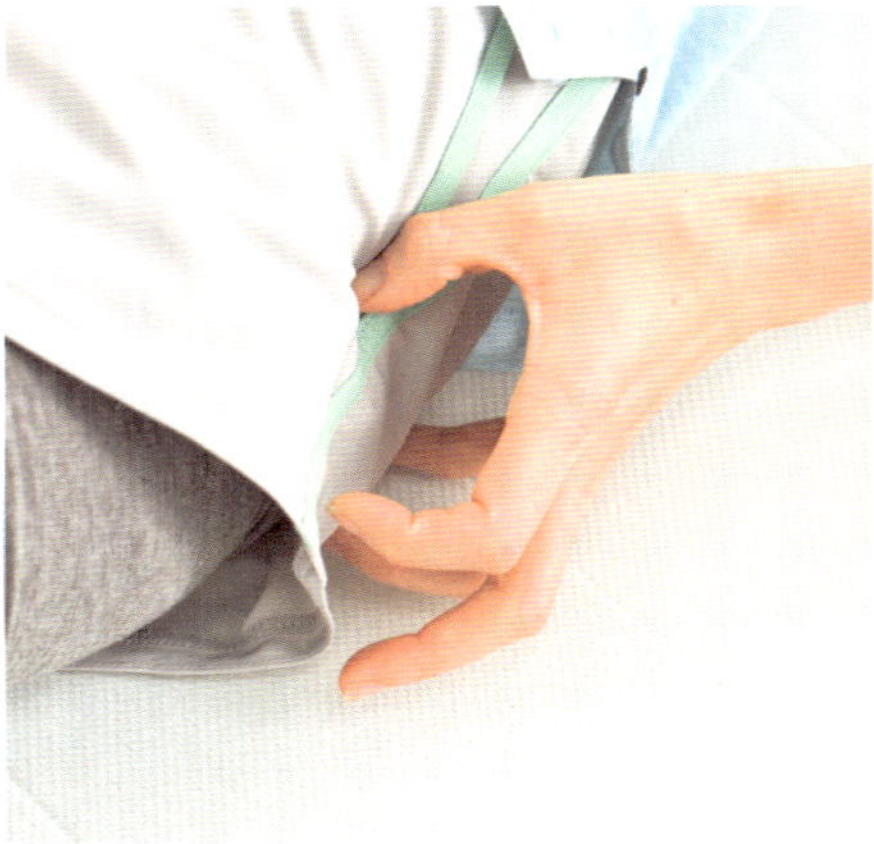

2

もう片方の親指と小指で腰を押さえる

左手の親指と小指で
左骨盤《こつばん》の横に出ている大腿骨《だいたいこつ》の頭の
骨（大転子《だいてんし》 P.35 参照）を押さえる。

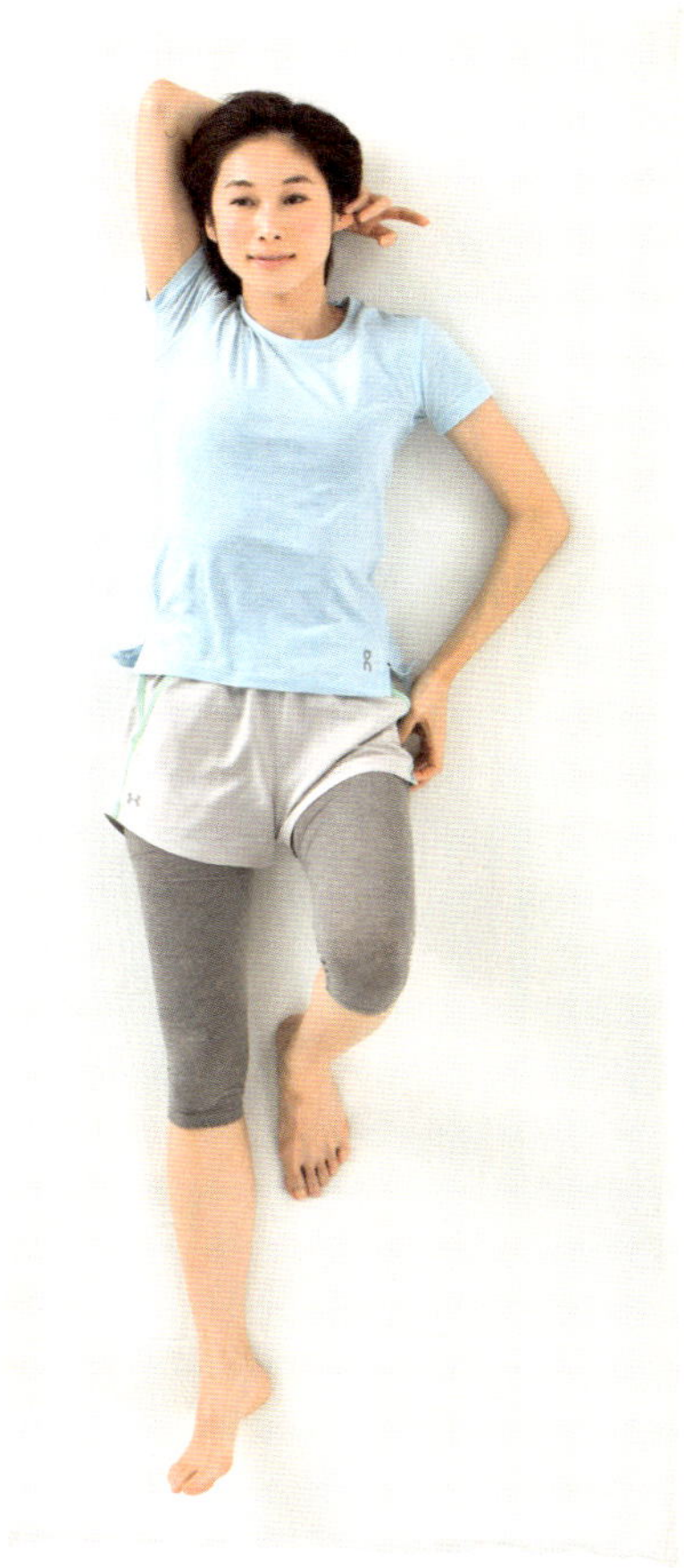

3

押さえられた側の脚を立てる

左脚を立てて膝を曲げ、
足裏を右膝の横におく。

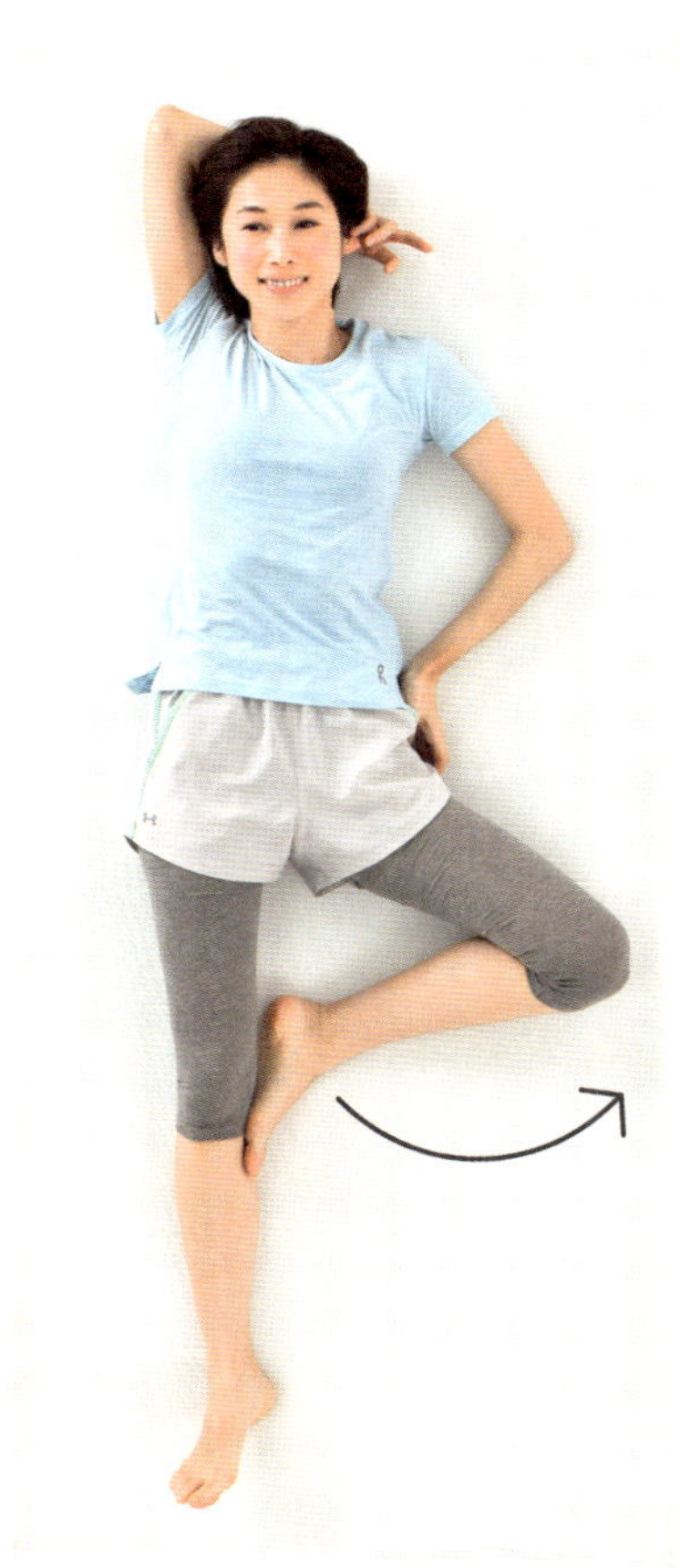

4

パタンと外側に倒す

脚の重みで外側にパタンと倒す（7回程度）。このとき力で倒そうとしないこと。反対の脚も同様に。

※ 無理に下まで倒そうとせず、
自然に倒れるところまででOK。

＼ さらに効果がアップ ／

あおむけ片脚パタパタ〈応用篇〉

1 膝の横→かかとへと立てる脚の位置をずらしていく

脚の位置がかかとに近いほど負荷がかかり、
インナーマッスルの可動域が広がります。

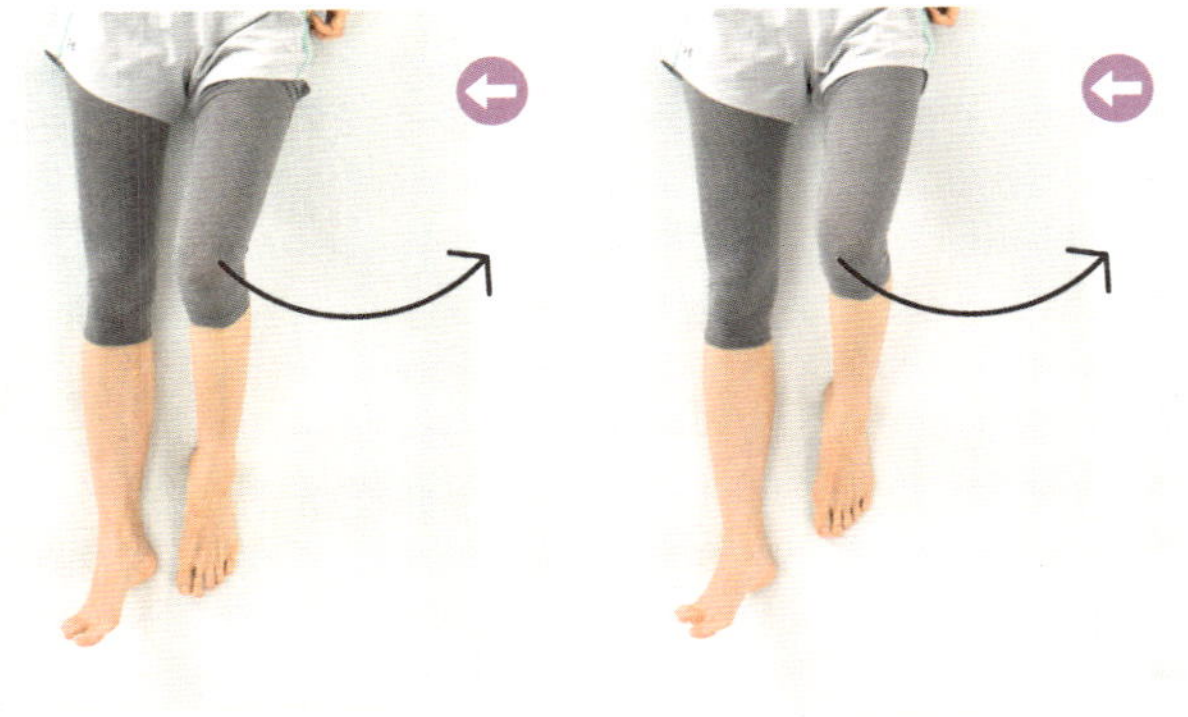

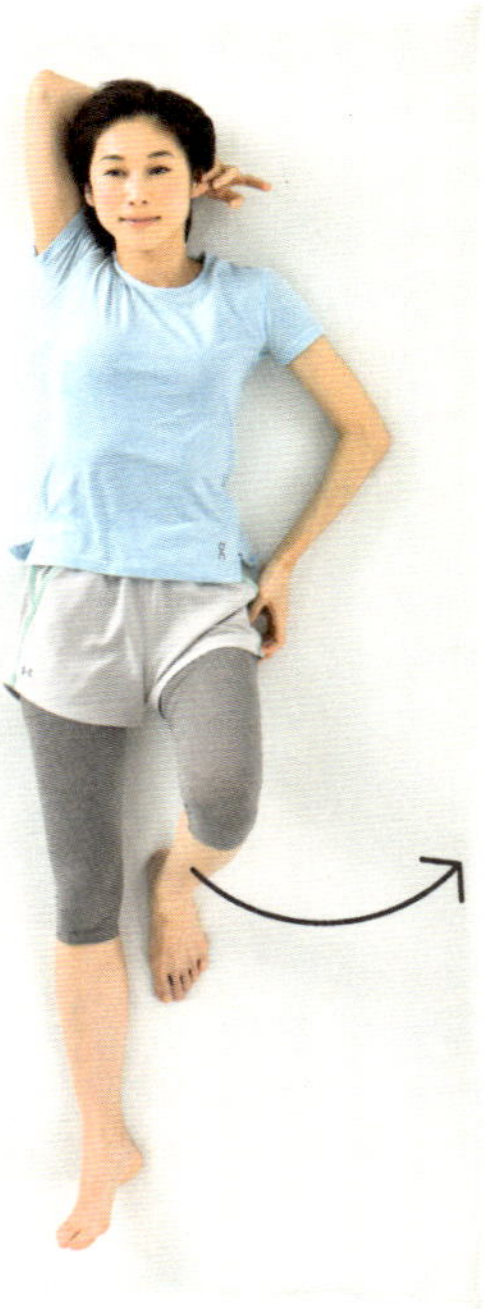

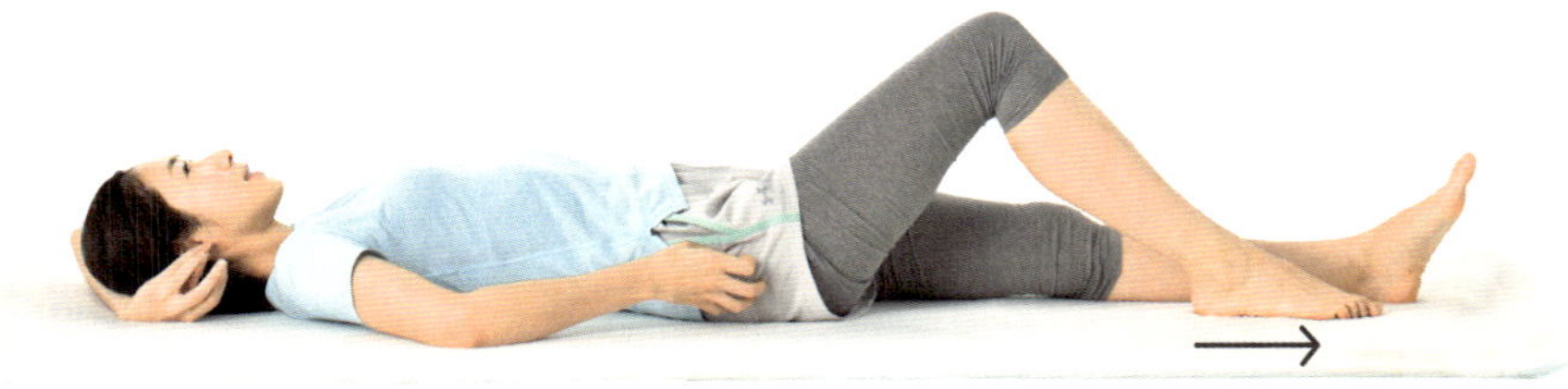

2 反対の脚も行う

押さえる場所を左右替えて同様に。

大転子《だいてんし》を押さえると インナーマッスルが鍛えられる

「あおむけ片脚パタパタ」のポイントは、大腿骨の頭の骨（大転子）を押さえること。大転子とは、膝を曲げたときに腰の横にぽこっと出てくる骨ですが、初めて耳にした人も多いでしょう。

大転子の内側に小転子《しょうてんし》という骨があり、小転子には体の内側の筋肉（インナーマッスル）がつながっています。実際に小転子を押さえることはむずかしいですが大転子を刺激することで、小転子につながっているインナーマッスルにスイッチが入り、脚が上がりやすくなります。

肉付きのいい部分なので、なかなか見つけられないかもしれませんが、「腰の横の骨を押さえる」くらいの感覚で大丈夫です。

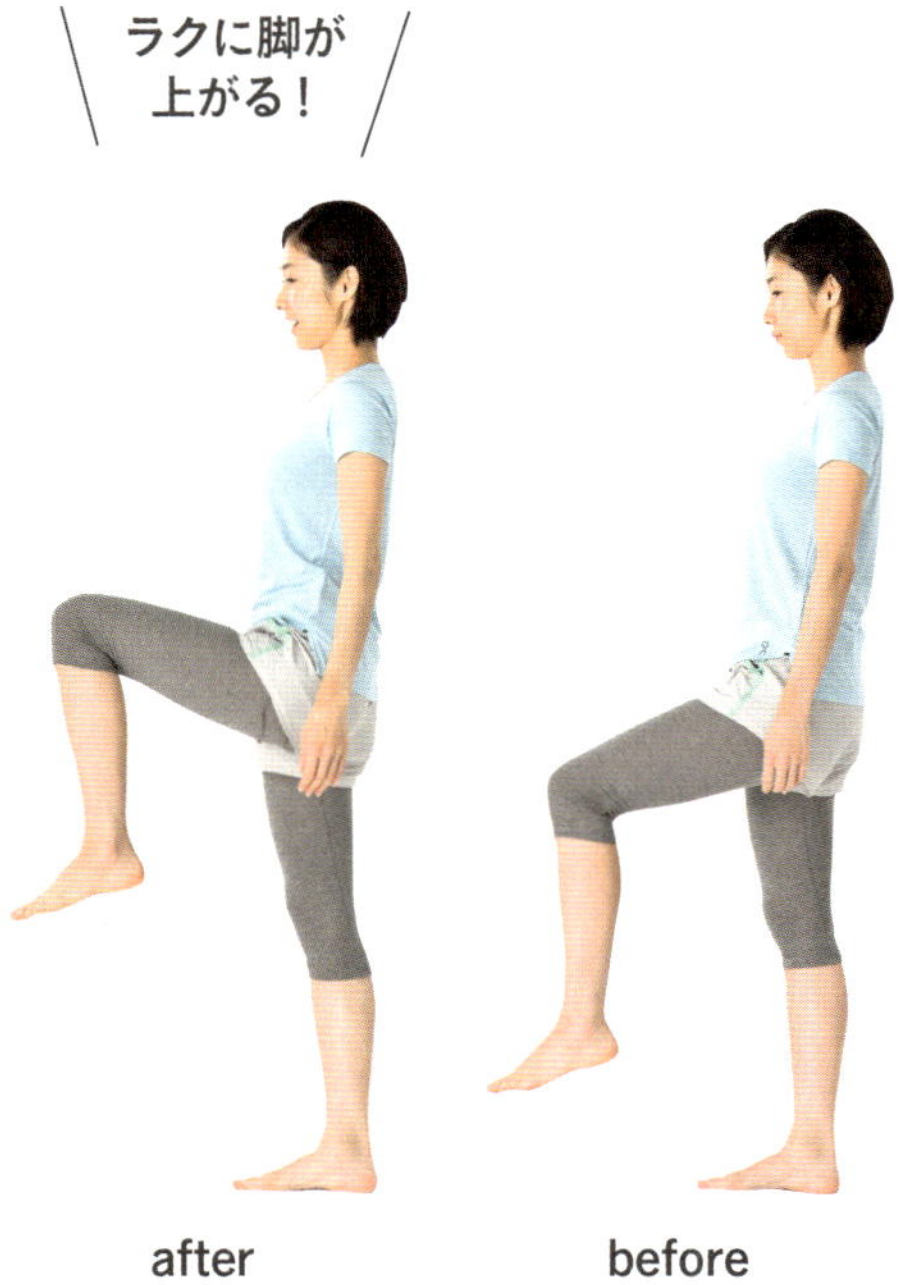

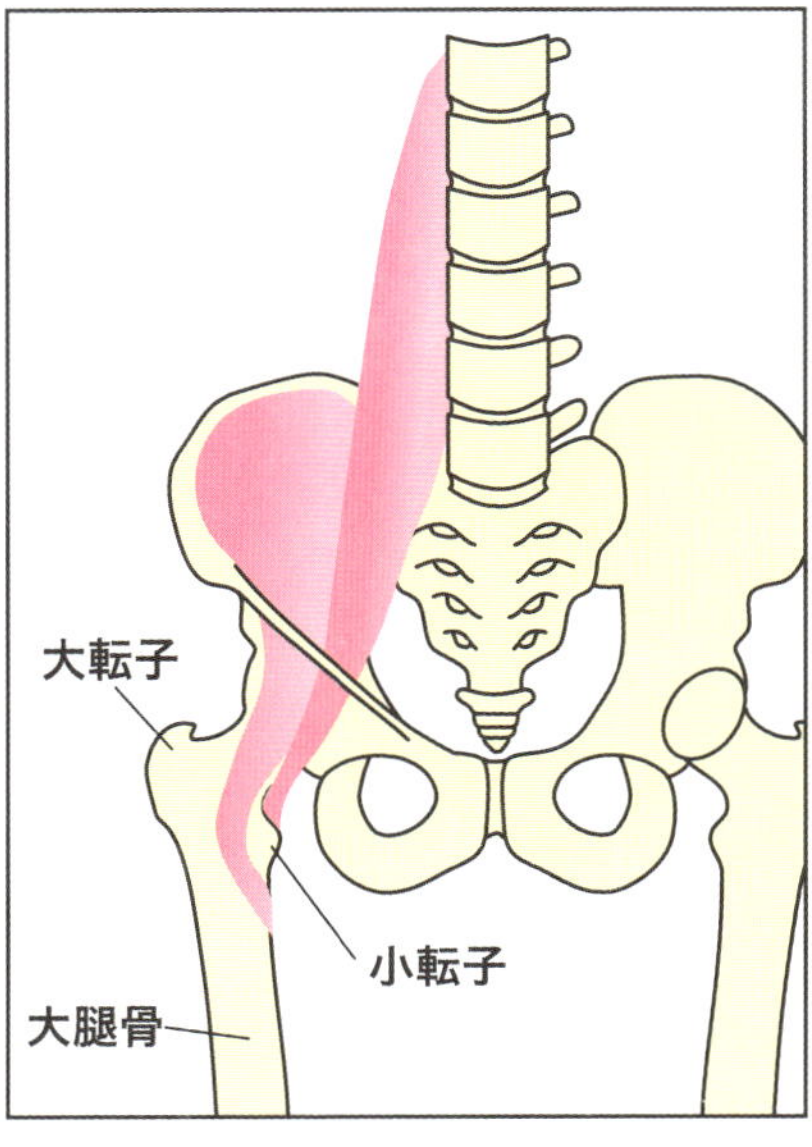

あおむけ 両脚《りょうあし》アメンボ

自分の意志では動かすことがむずかしい体の内側の筋肉のストレッチ。
固まっている内側の筋肉を伸び縮みさせることが、体幹の強化につながります。

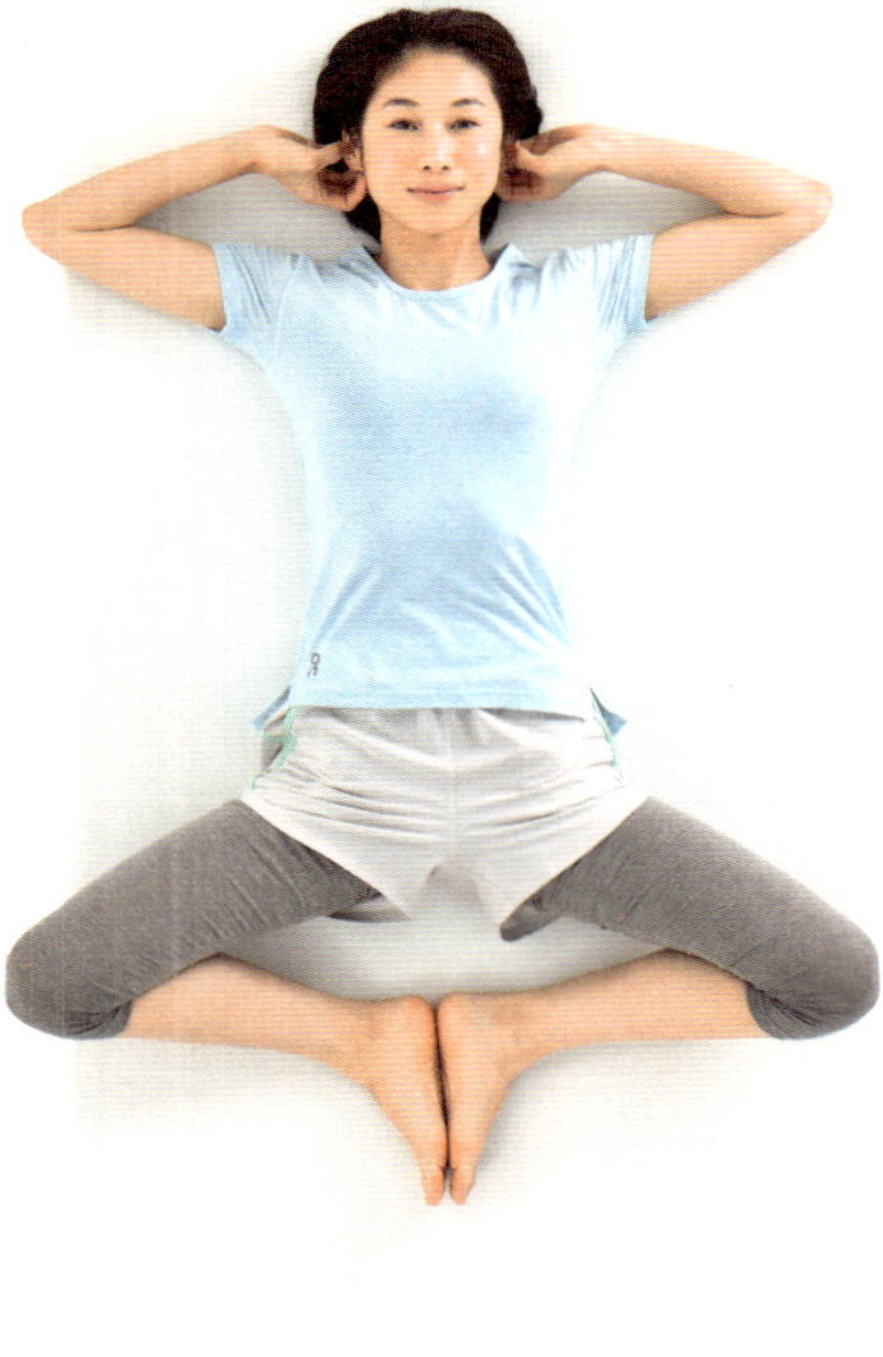

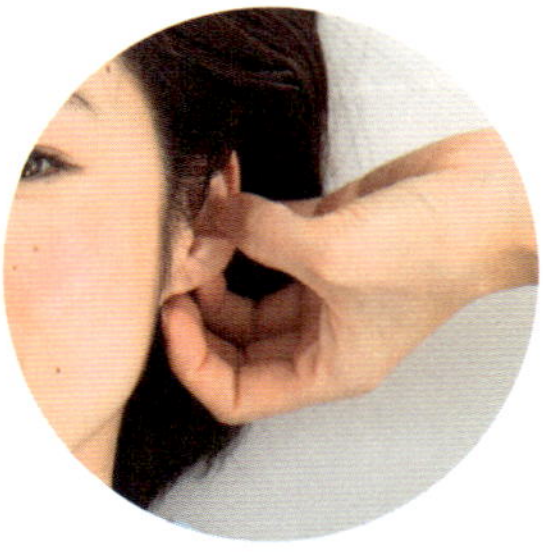

1 耳を押さえ、脚を開いて足裏を合わせる

手のひらが上向きになるように
両手の親指と小指で耳をつまむ。
脚は自然に開くところまででOK。

2

脚をゆっくりと伸ばす

足裏をできるだけくっつけたまま伸ばす。
伸ばしきったら元の位置に戻して繰り返す（7 回程度）。

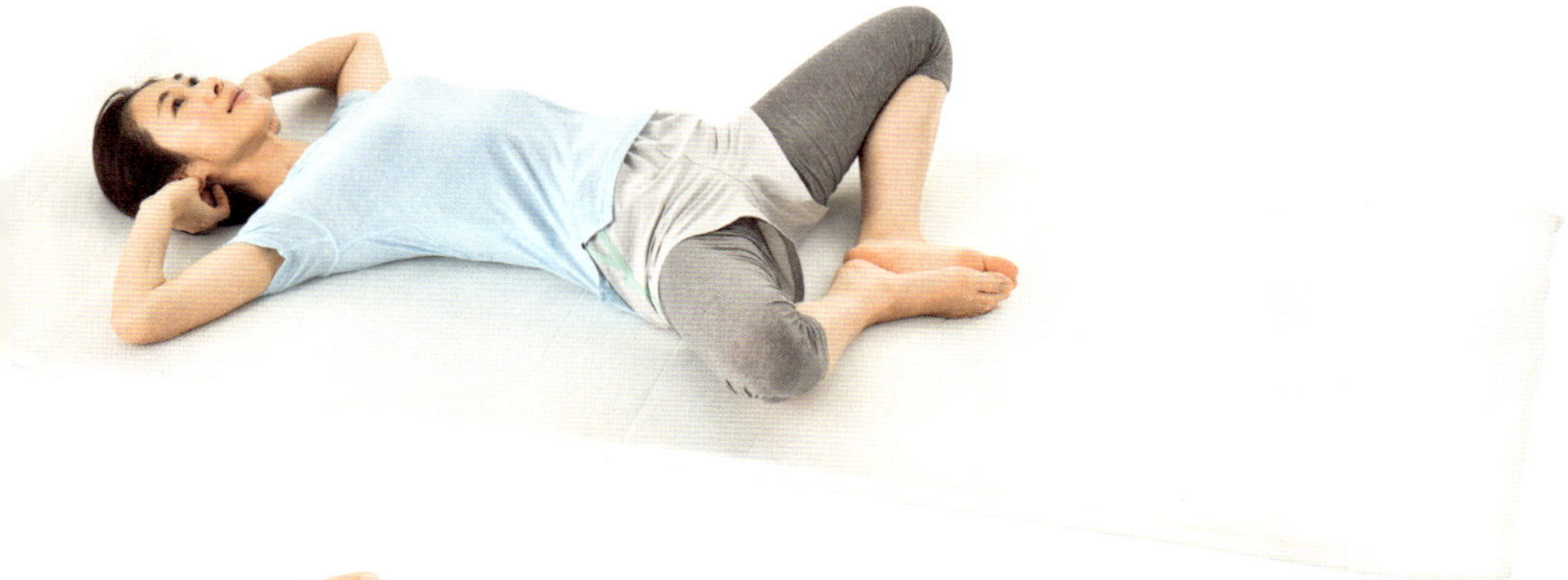

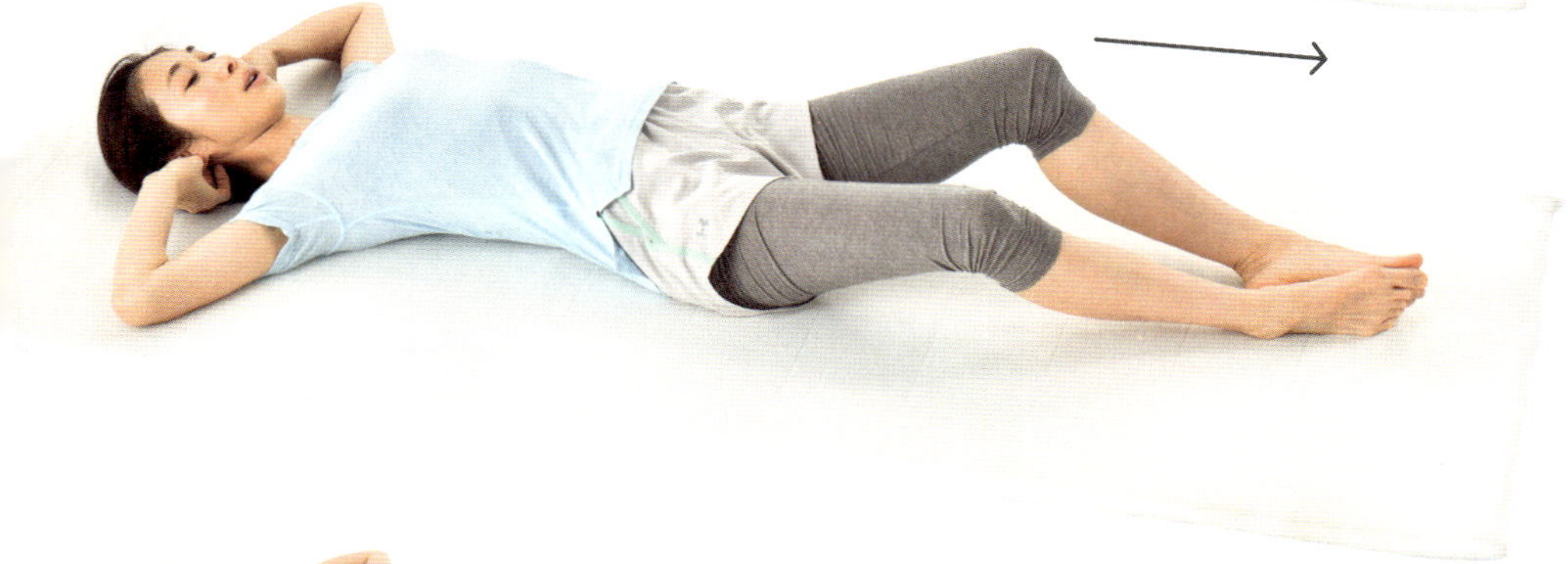

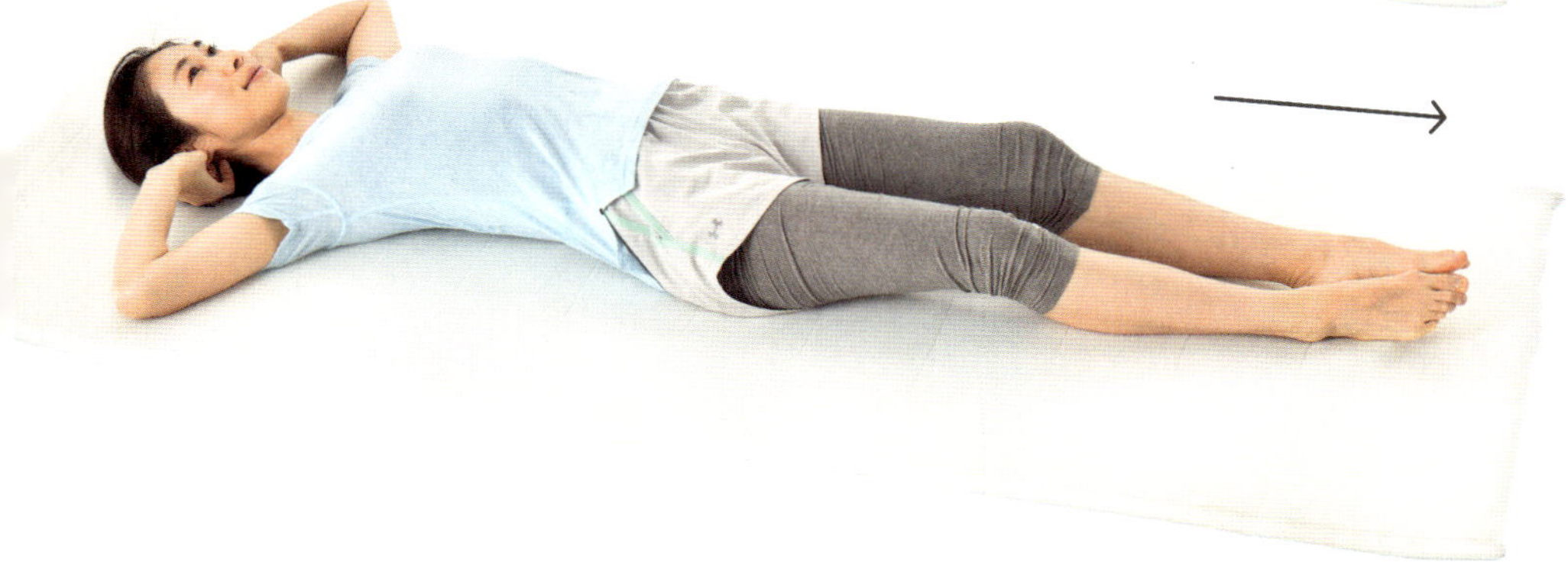

\ さらに効果がアップ /

あおむけ両脚アメンボ〈応用篇〉

体幹により負荷がかかるので、インナーマッスルのさらなる強化につながります。

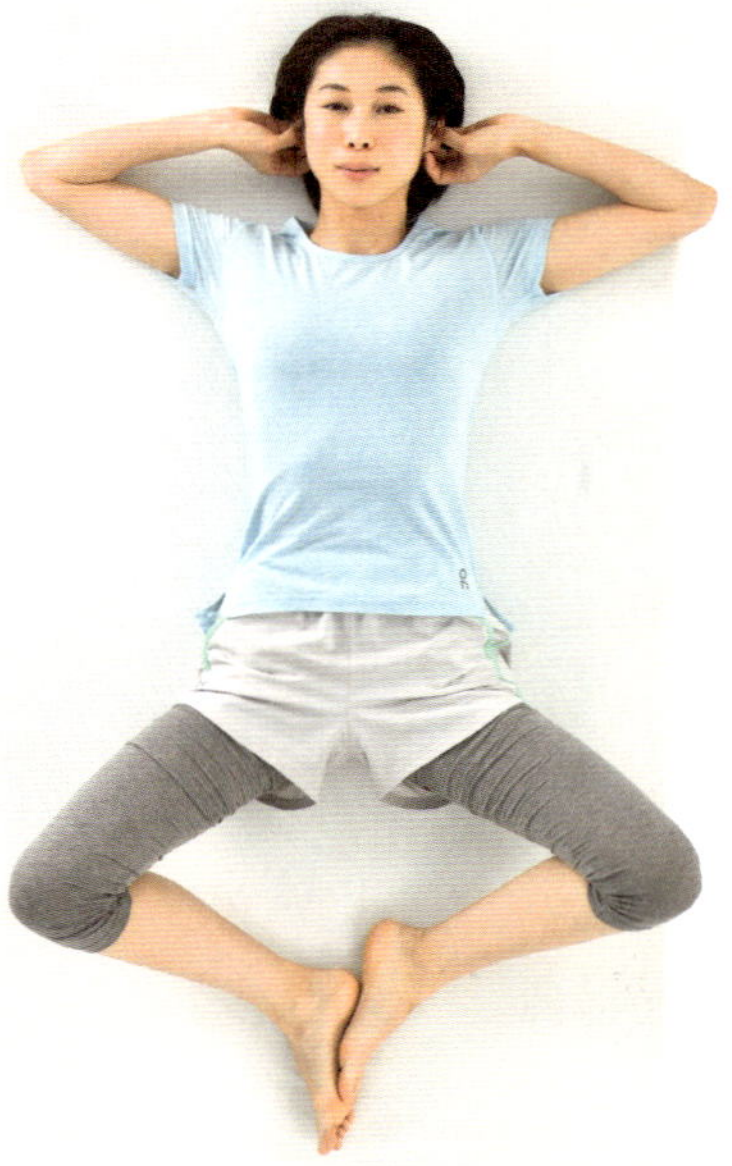

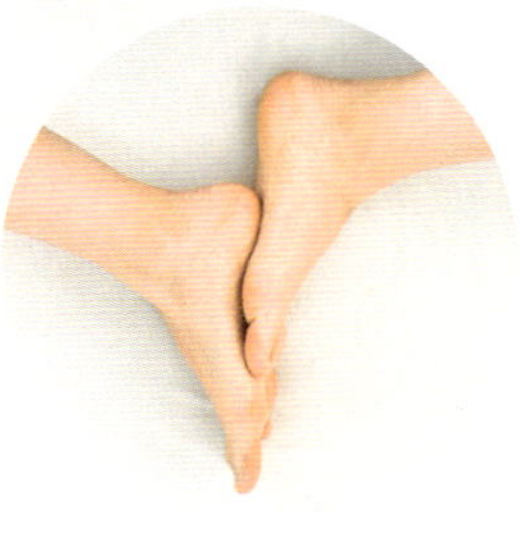

1

足裏をずらす

左右の足裏をずらして合わせる。
脚は無理に開かなくてOK。

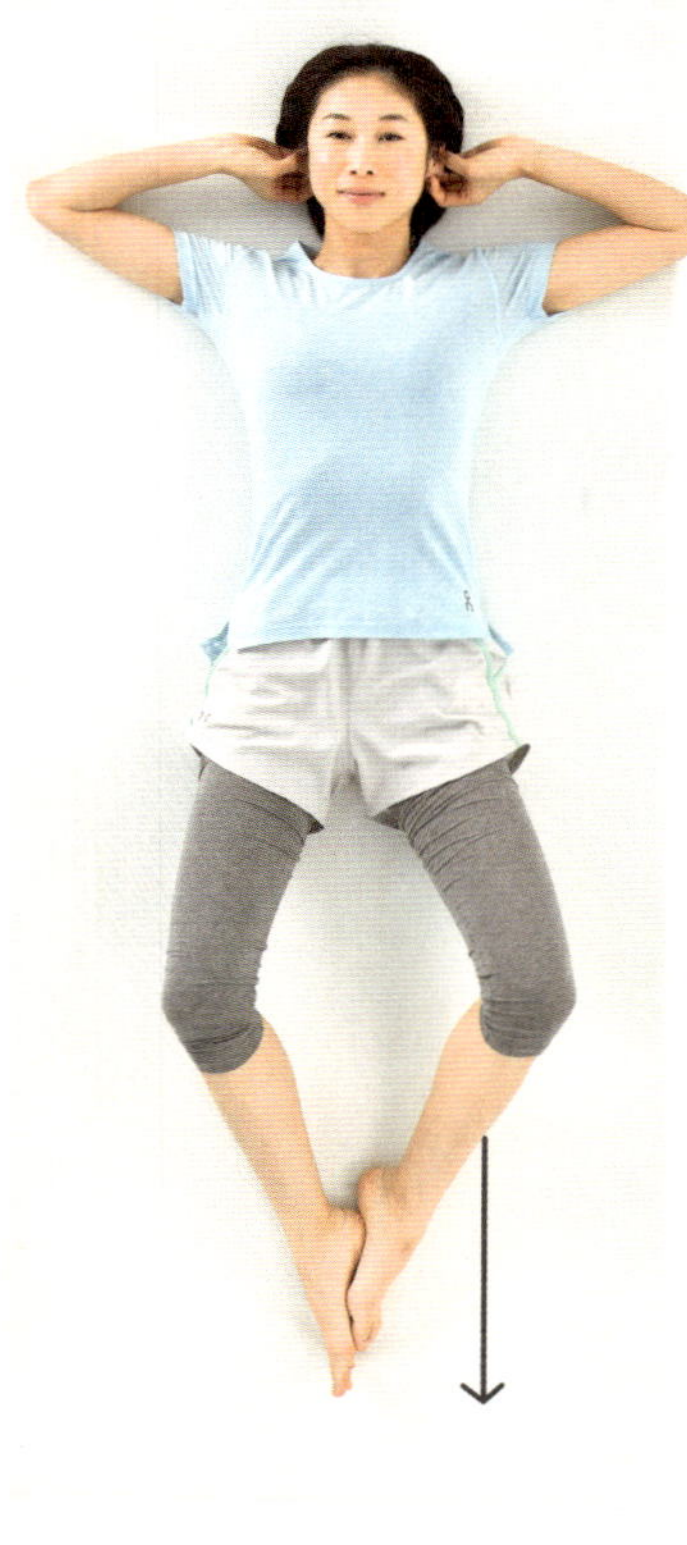

2

脚を伸ばす

足裏をできるだけくっつけたまま伸ばす。
伸ばしきったら元の位置に戻して
繰り返す（７回程度）。

目に見えない体の内側の筋肉をゆるめてしなやかに

人の体は様々な筋肉から成り立っています。例えば、腕の筋肉は曲げたときに力瘤《ちからこぶ》をつくるので意識しやすいですが、体の内側の筋肉（インナーマッスル）は見えないので日常ではなかなか意識することがないと思います。

目には見えませんが、このインナーマッスルは立つ、歩く、座るなどの日常の動作を行ううえで、とても重要な役割を担っています。

「あおむけ両脚アメンボ」は、意識しづらいインナーマッスルをじわーっとひっぱって伸ばしたり、縮めたりすることで、強化していくストレッチです。

毎日コツコツと続ければ、徐々に可動域が広がって脚も開くようになっていきます。

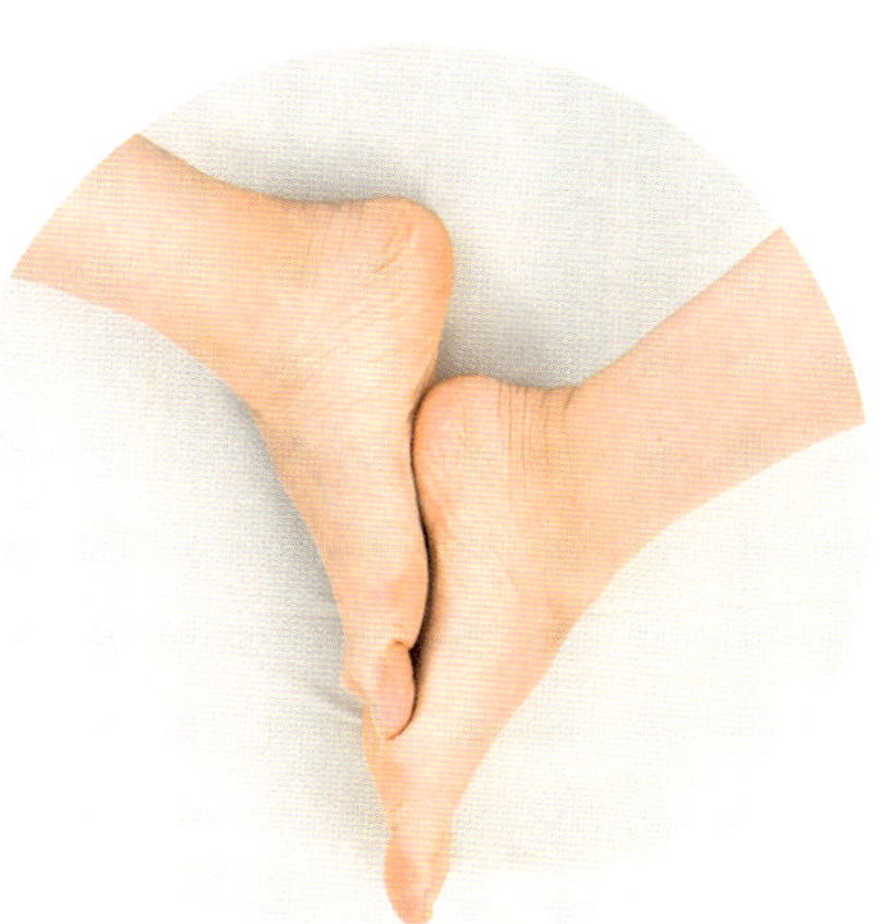

3

足裏を逆にして行う

ずらす足裏の左右を替えて同様に。

うつぶせ
片脚パタパタ

年齢とともに硬くなる腰まわりの筋肉をほぐしてゆるめます。
筋肉と同時に仙腸関節《せんちょうかんせつ》もゆるめられるので、腰痛の予防や緩和にも効果抜群！

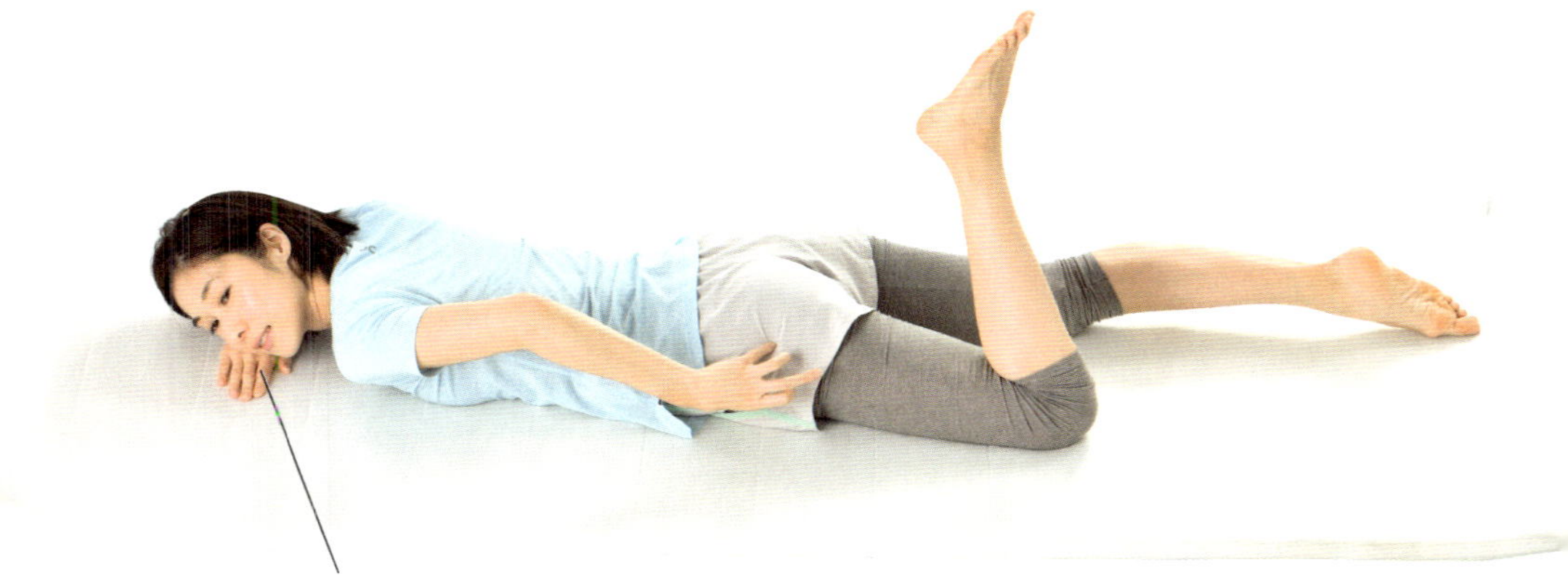

片手をあごの下におく

1
腰の横（大転子《だいてんし》）を押さえ、膝を曲げる

うつぶせになり、右手をあごの下におき、
左手の親指と小指で左の大転子を押さえ、
左の足裏が天井を向くように膝を曲げる。

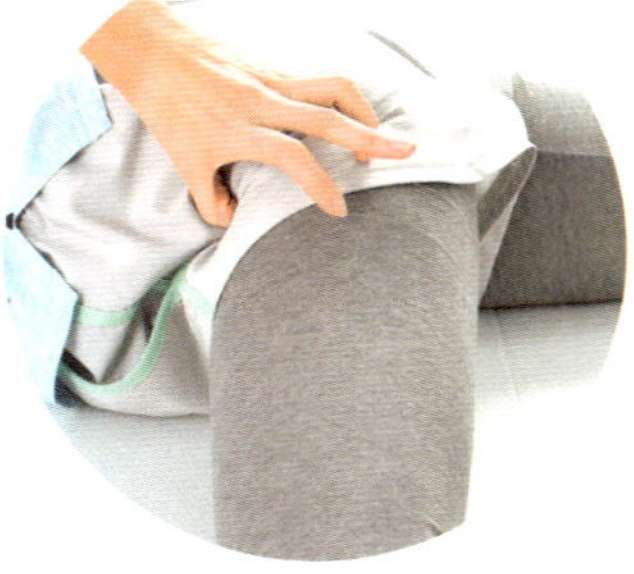

左手の親指と小指で
左の大転子を押さえる。

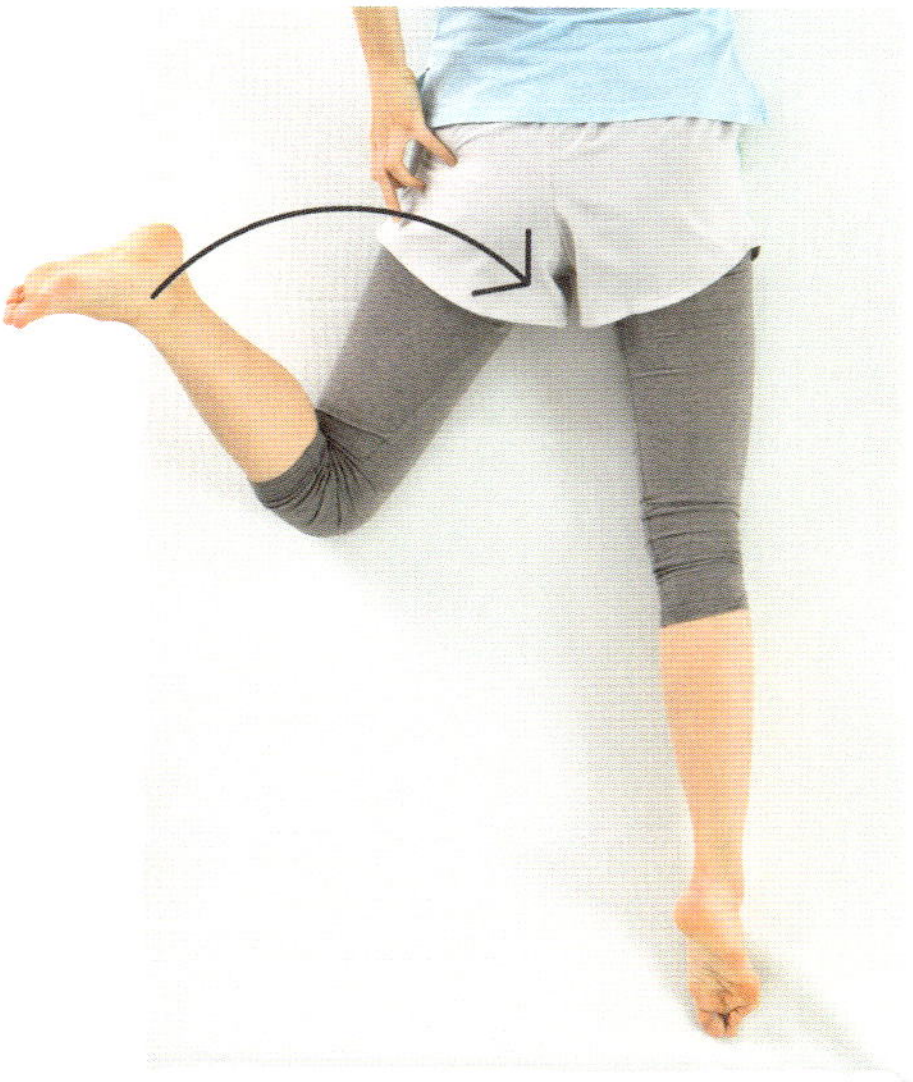

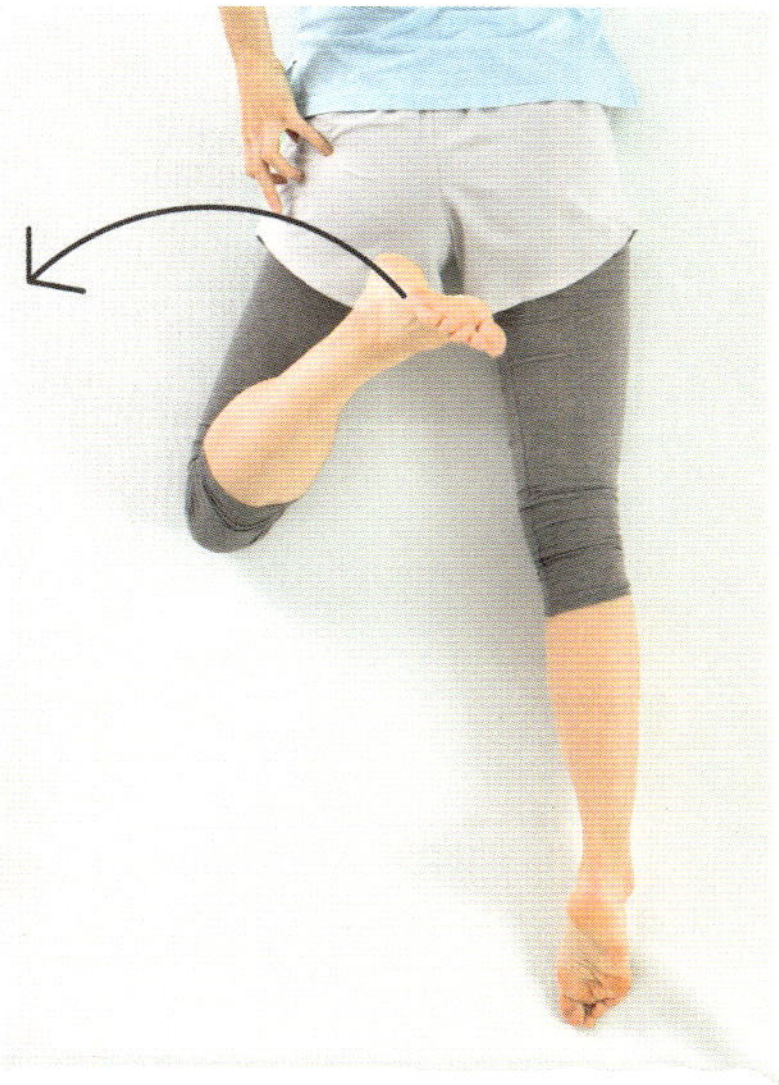

2
脚を外側にパタンと倒す

膝を支点にし、左脚を外側にパタンと倒す（7回程度）。

※ 倒そうと無理に力を入れず、脚の重みに任せる。

3
左右を逆にして行う

左手をあごの下におき、
右手の親指と小指で右の大転子を押さえ、
右脚をパタンと倒す（7回程度）。

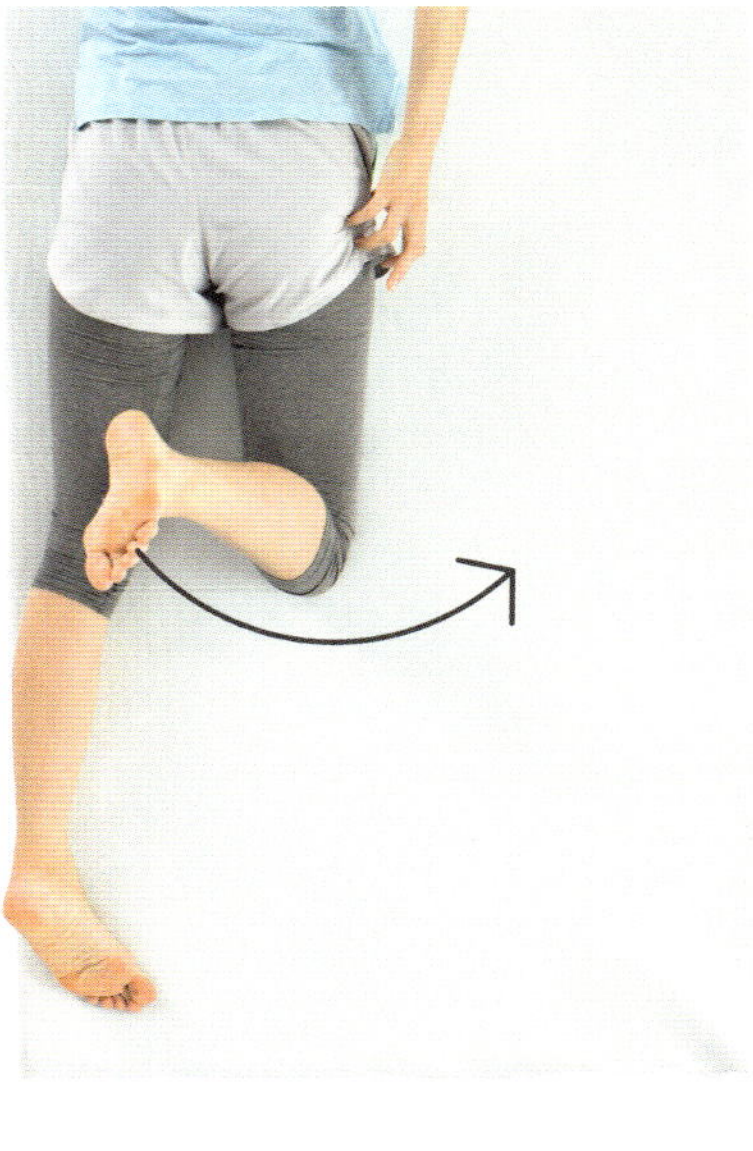

うつぶせ片脚パタパタ〈応用篇〉

足裏に圧をかけて動きを制御することで、
体幹部が動きやすくなり、インナーマッスルが強化されます。

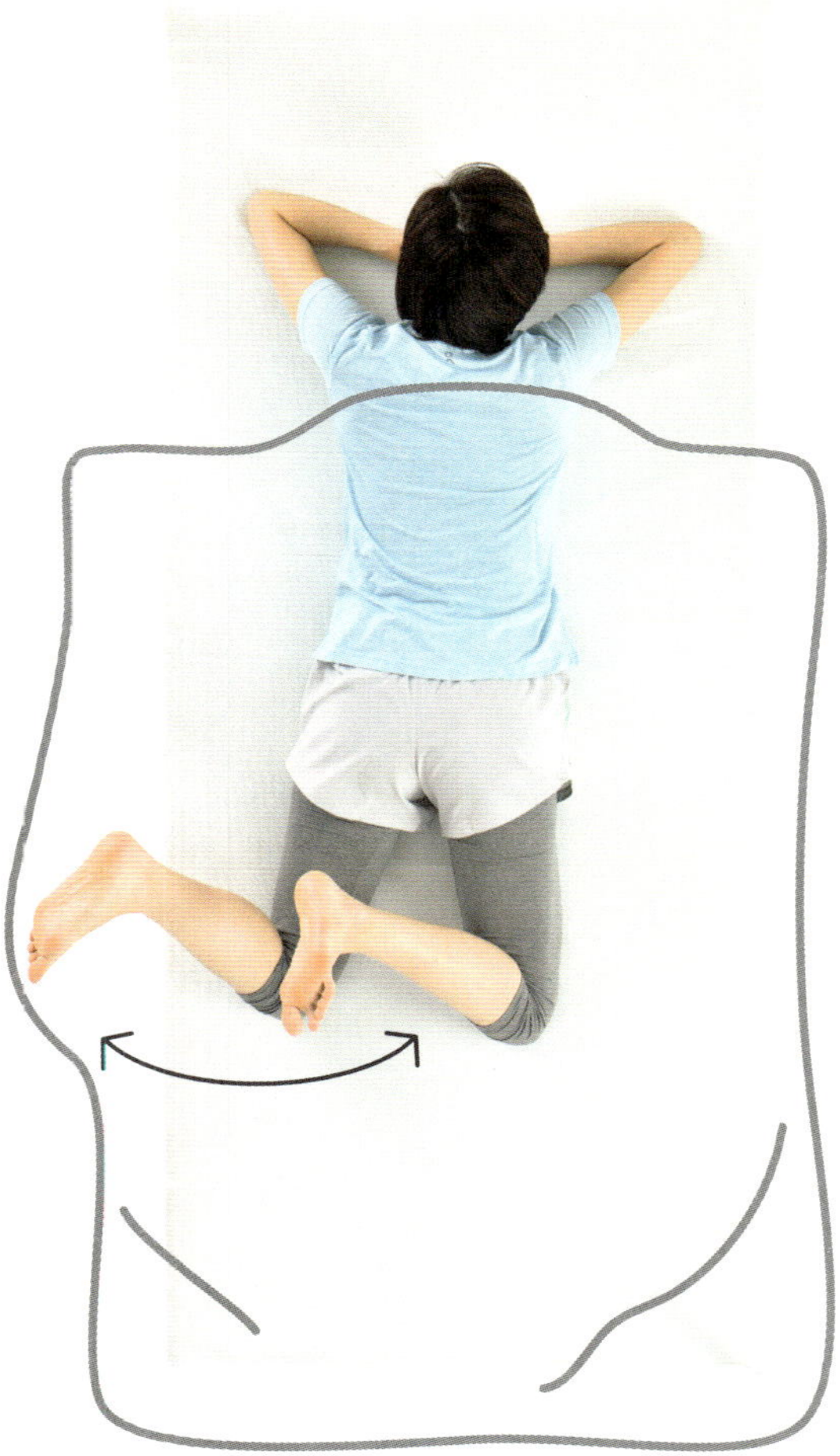

1

布団の中で 腰を押さえず、 両脚で行う

両手をあごの下におき、
両膝を曲げて、
足裏で掛け布団を持ち上げ、
ゆらゆらと左右に振る。

腰痛や腰の曲がりを防ぎ、美しい姿勢をキープする

高齢になるとどうしても腰まわりがこわばって、腰が曲がった姿勢になりがちです。

そうなると、骨盤《こつばん》の仙骨《せんこつ》と腸骨《ちょうこつ》の間にある仙《せん》腸関節《ちょうかんせつ》が固まり、腰痛が起きやすくなります。

「うつぶせ片脚パタパタ」は、次頁で紹介する「うつぶせ片脚グルグル」とセットで行ってほしいメソッドです。ともに腰まわりの筋肉や仙腸関節をほぐすことで、腰痛の予防や緩和になります。

お尻や腰まわりの筋肉は、自分ではなかなか意識しづらいのですが、このメソッドを行えば簡単にほぐすことができます。うつぶせの姿勢なので、余計な筋肉を使うことなく、効果的に体幹をゆるめられるのです。

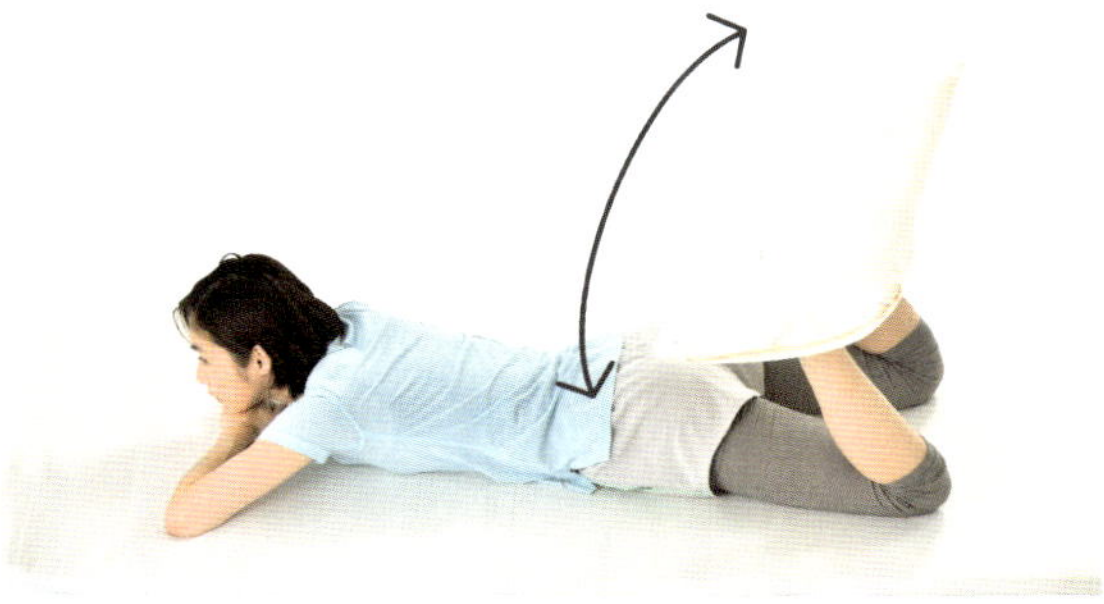

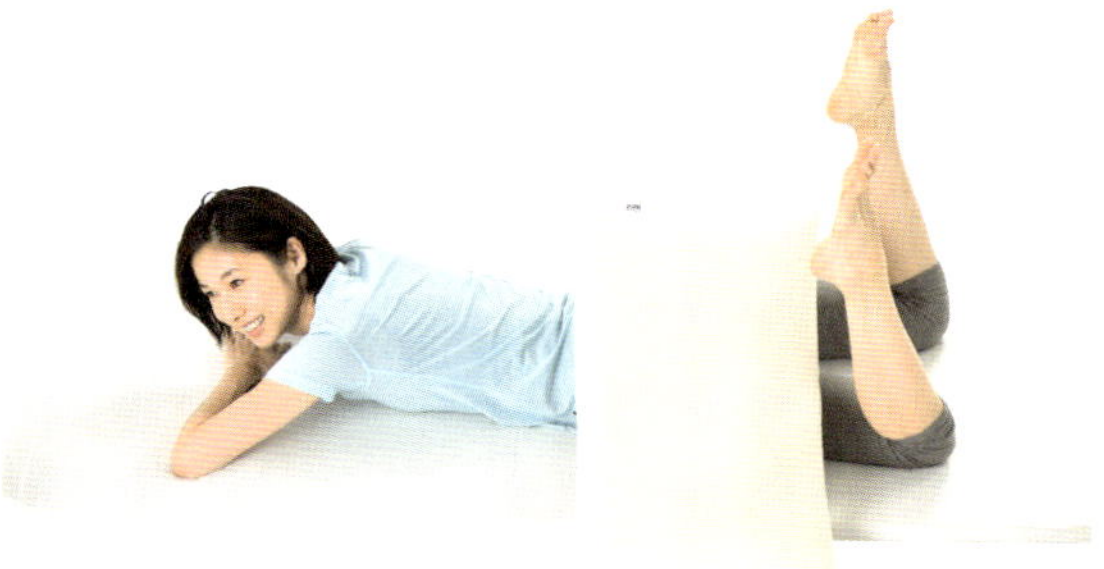

足に枕《まくら》をのせてもOK

※ 枕は落としてもまったく
問題ありません。
遊び感覚で楽しみながら
行ってみてください。

うつぶせ
片脚グルグル

太ももの外側と内側を伸び縮みさせ、腰まわりや背中の筋肉をストレッチ。
背中がほぐれるので腰が自然と伸び、腰痛の予防にもなります。

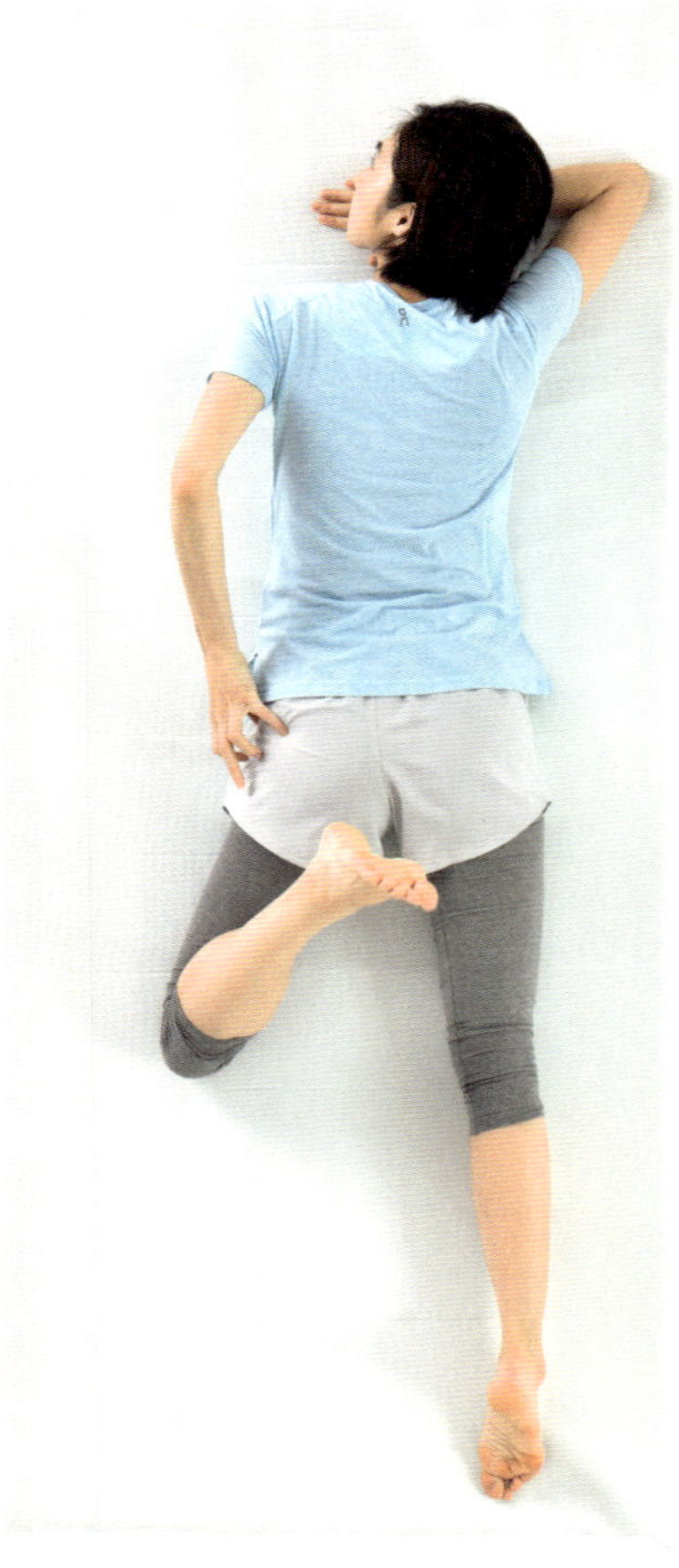

1
腰を押さえた側の膝を曲げる

右手をあごの下におく。
左手で大転子を押さえ、左の足裏が天井を向くように膝を曲げる。

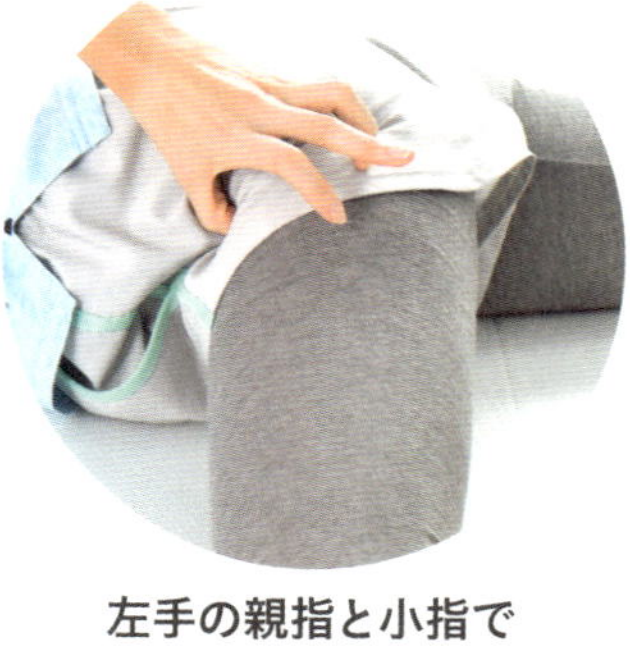

左手の親指と小指で
左の大転子を押さえる。

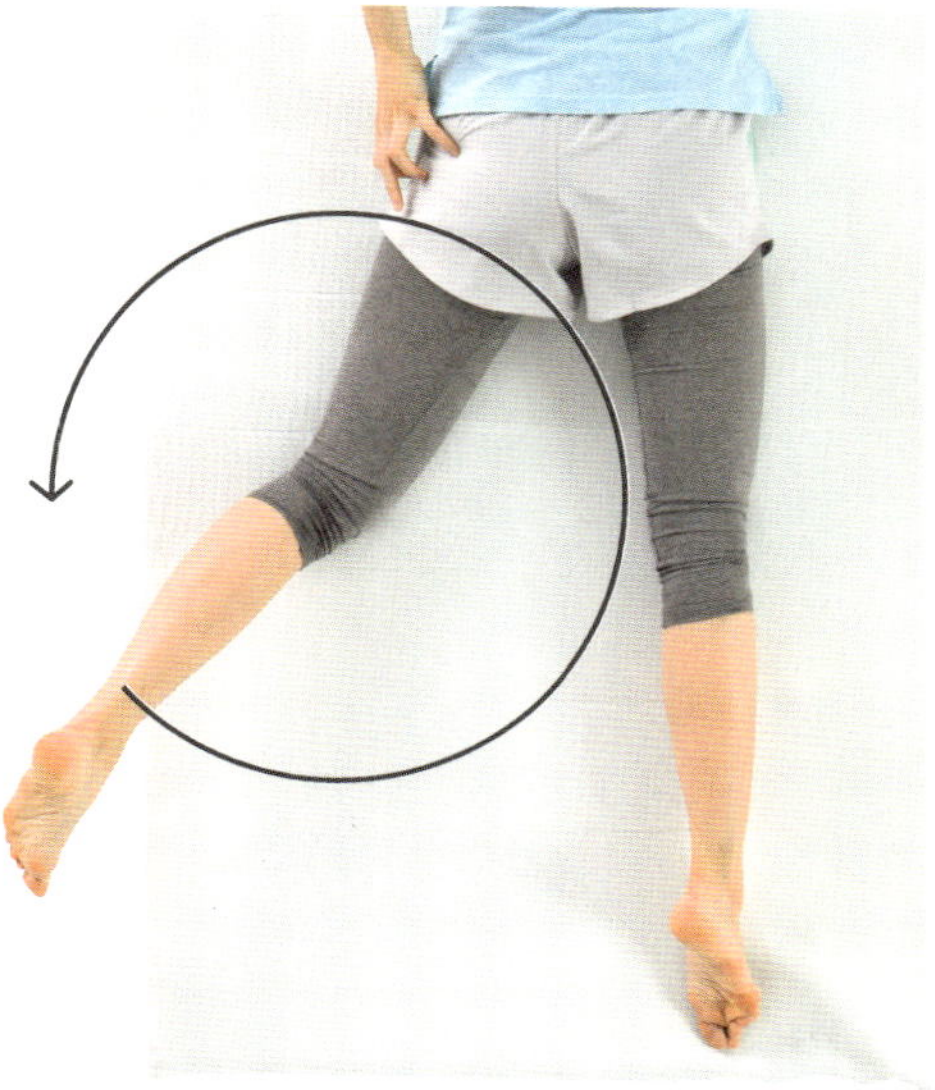

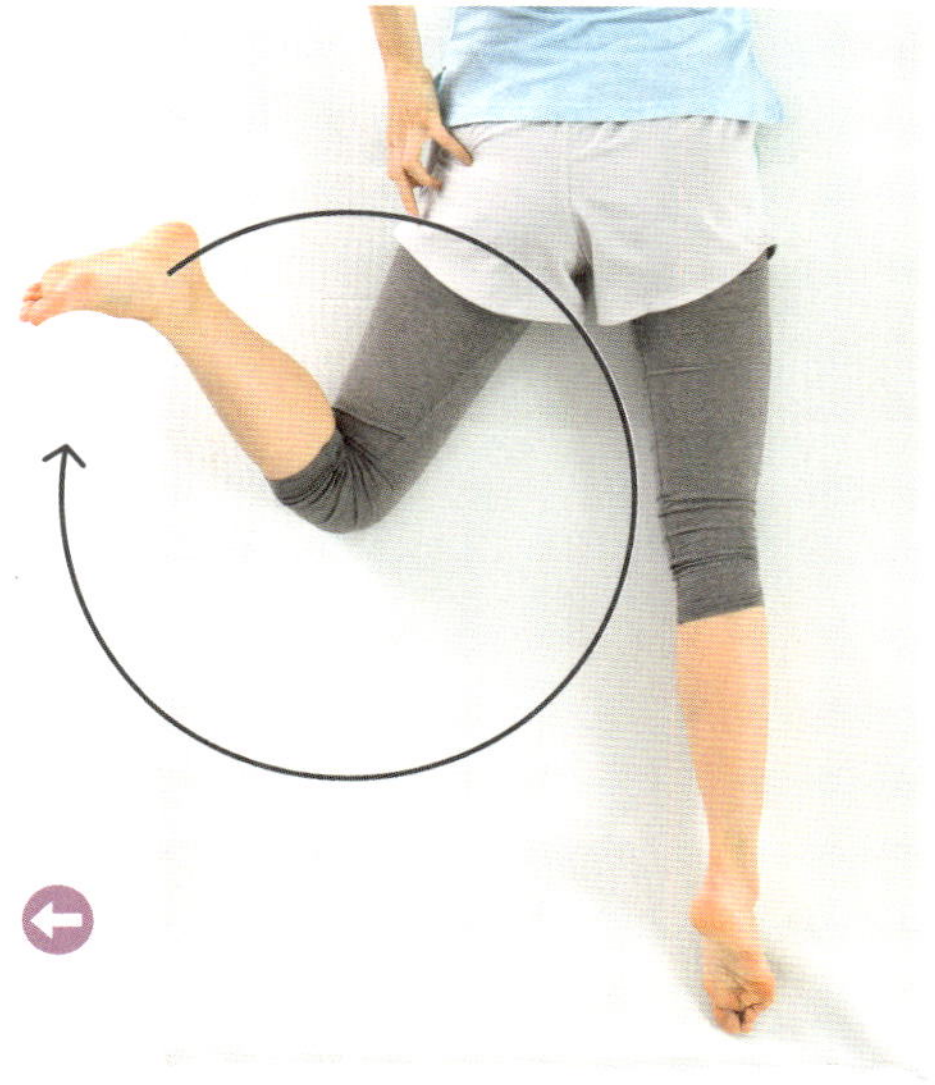

2
脚をまわす

膝を支点にして左脚をぐるぐると時計回り、
反時計回りにそれぞれまわす（7回程度）。

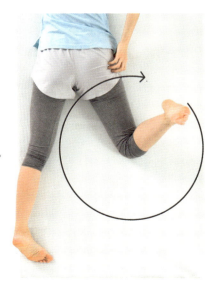

3
反対の脚も同様に行う

手脚の左右を替えて同様に。

うつぶせ
大転子《だいてんし》プッシュ

大転子を押さえて行うことで内側の筋肉に働きかけるストレッチ。
大転子の内側の小転子《しょうてんし》につながるインナーマッスルを強化することで転倒予防に。

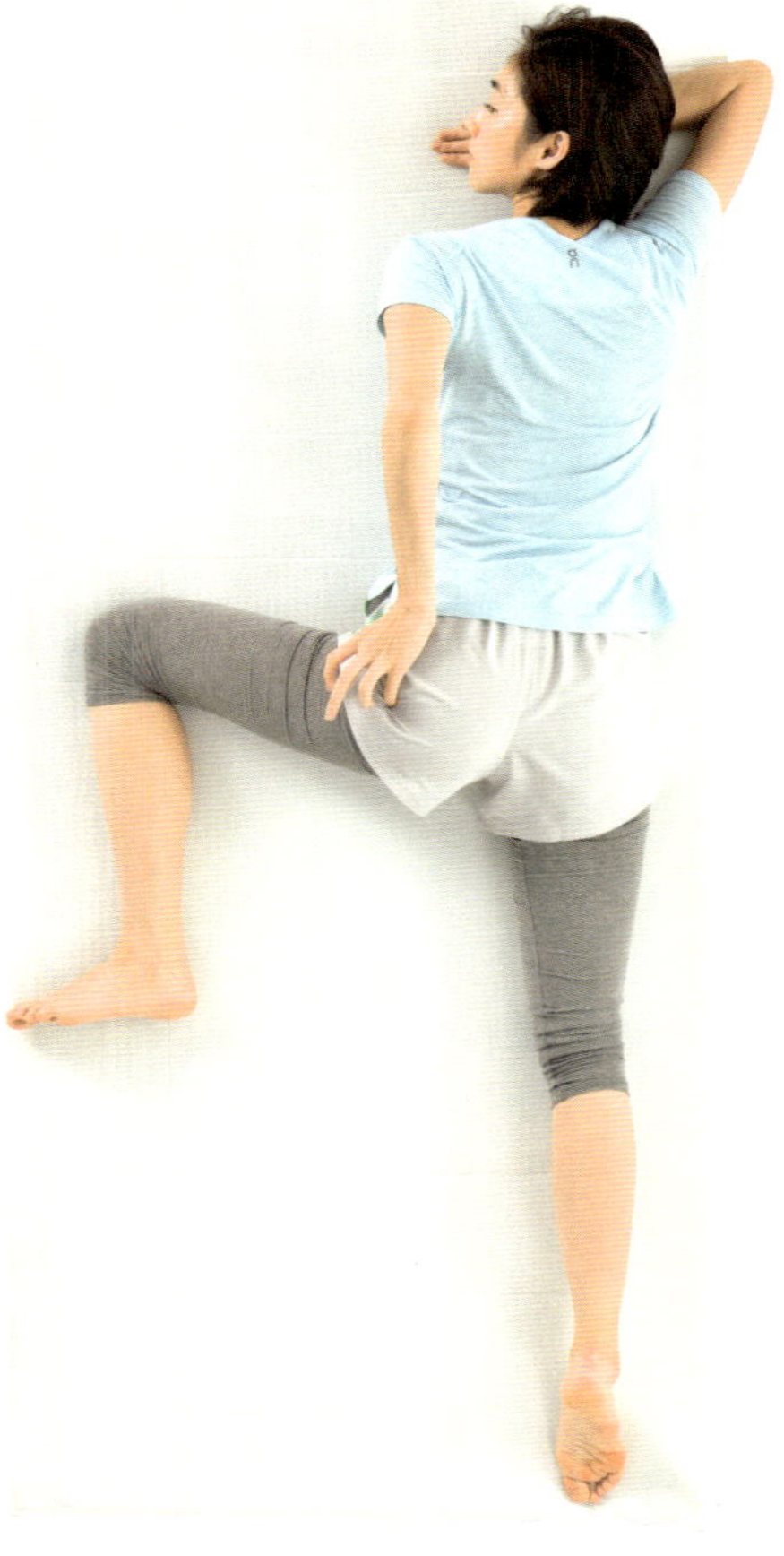

1

腰を押さえた側の膝を引き上げる

右手をあごの下におく。
左手で大転子を押さえ、
左の膝を引き上げる。

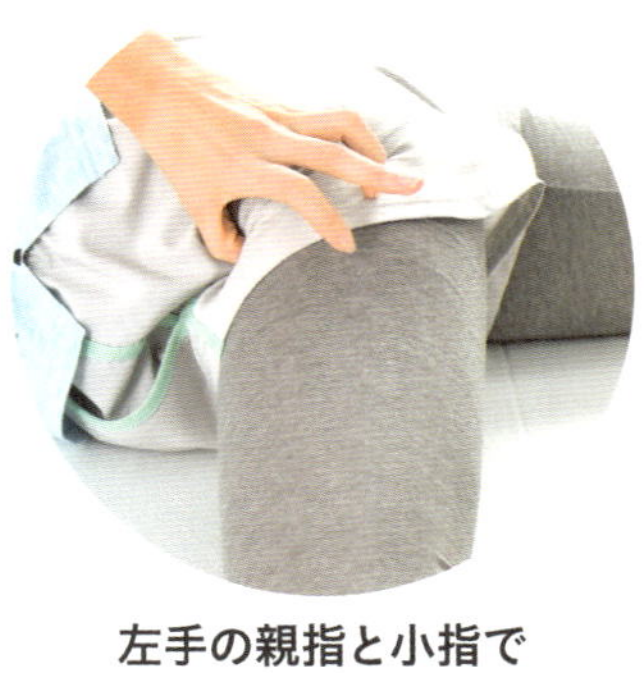

左手の親指と小指で
左の大転子を押さえる。

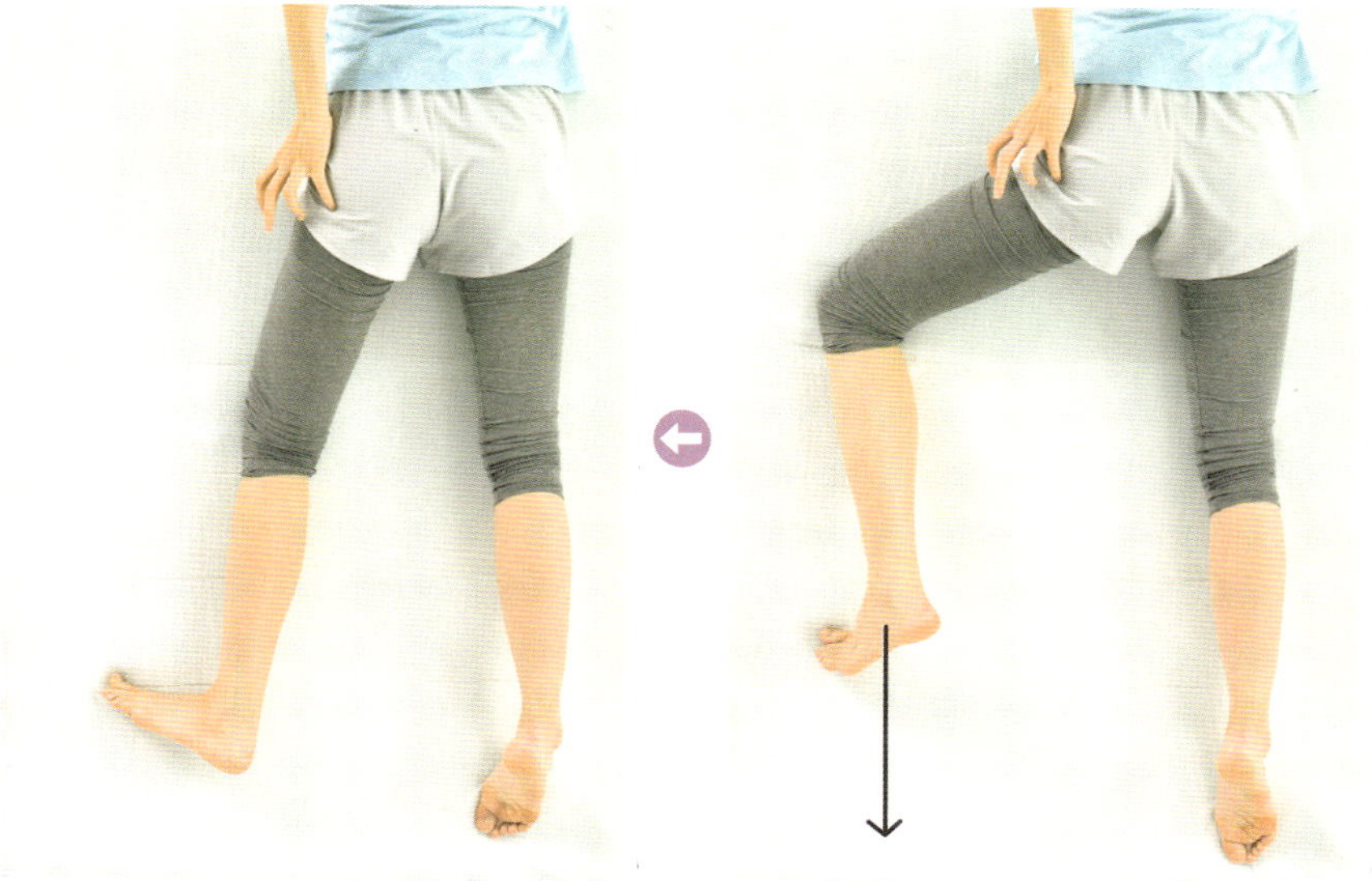

2

蹴《け》るように脚を伸ばす

大転子を押さえたまま、脚を伸ばして下へ蹴り出す（7 回程度）。

3

反対の脚も同様に行う

手脚の左右を替えて同様に。

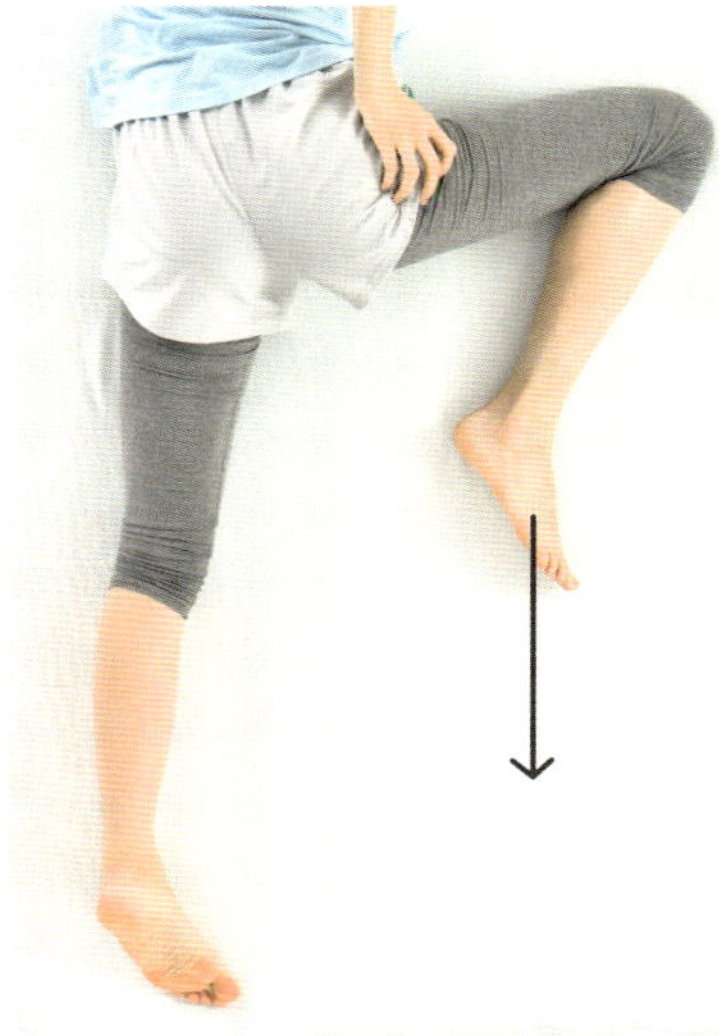

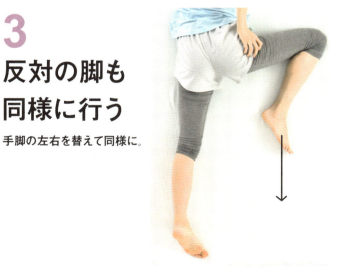

before

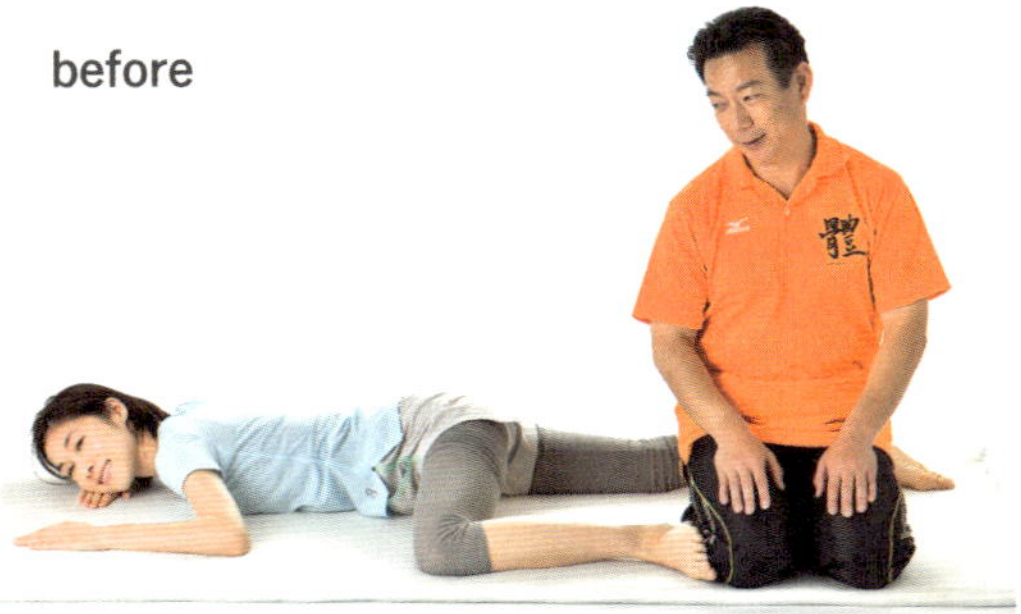

大転子を押さえていないと蹴り出そうとしてもびくともしない

after

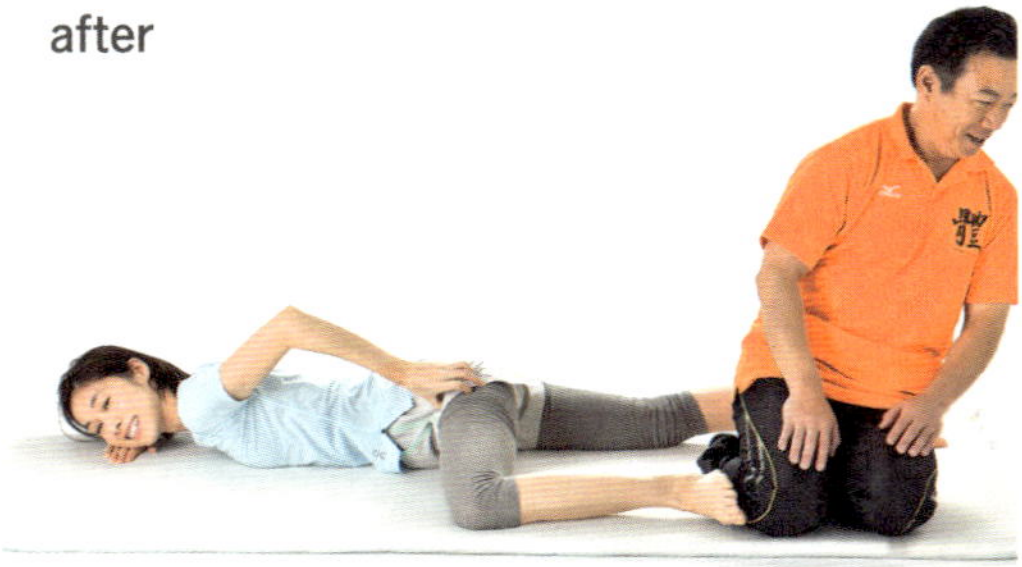

大転子を押さえれば大人の男性でも簡単に蹴り出せる

こんなに簡単なのに アスリート並みのパワーが！

「うつぶせ大転子プッシュ」は、インナーマッスルを鍛え、脚力強化にもつながるトレーニングです。

上の写真のように、大転子を押さえないと大人の男性を蹴り出せませんが、大転子を押さえると、力むことなく蹴り出せるようになります。

たったこれだけの違いで、こんなパワーが出るなんて信じられないかもしれませんが、大転子を押さえると無駄な動きが制御され、本来の体幹の力を自然に引きだせるのです。

このメソッドを続けることで下半身が強化され、いつまでも元氣に動ける体になるでしょう。

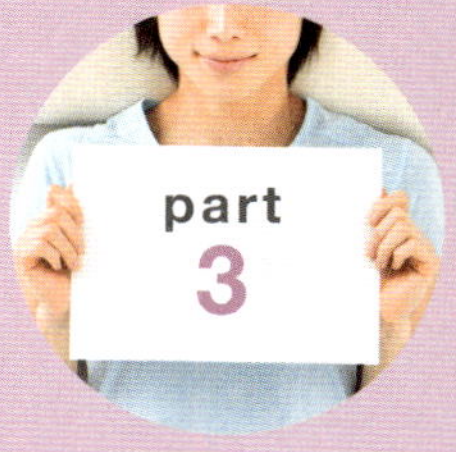

布団に入って寝つく前に

呼吸を意識するだけで
リラックスして
心地よい眠りにつけます

松村式呼吸法

ゆっくりとした深い呼吸で自律神経を整えます。
丹田《たんでん》を意識することで体幹も鍛えられます。
血流が良くなるので、冷え性の改善や内臓の活性化にもつながります。

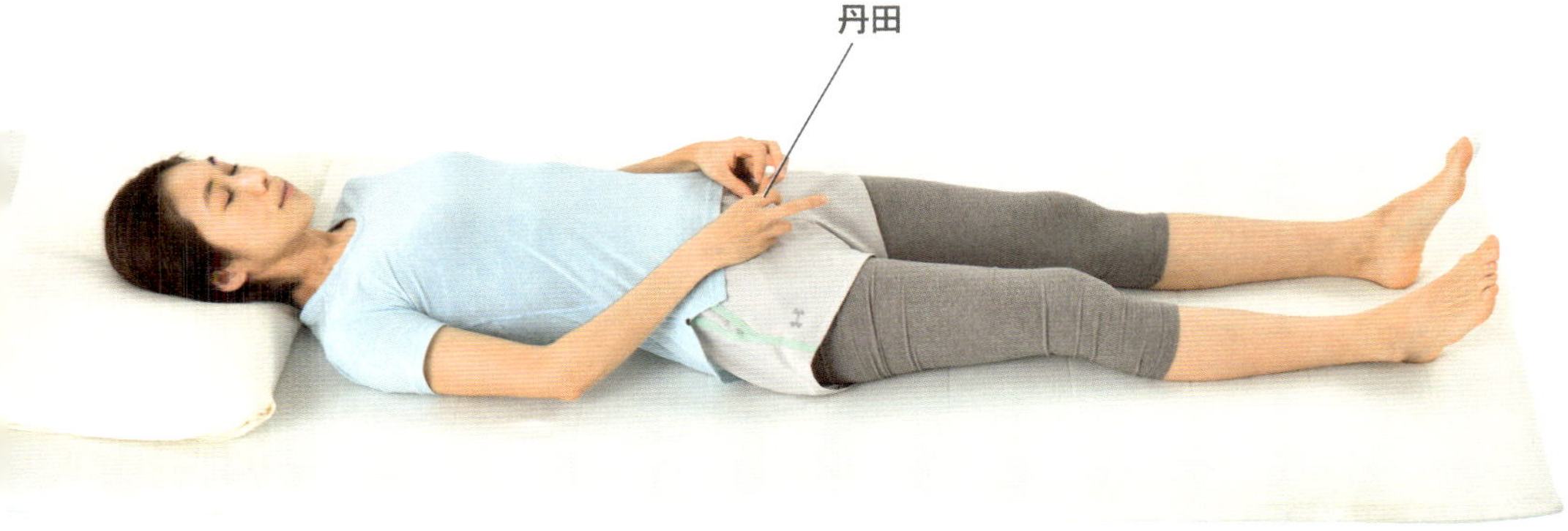

1
両手を丹田におく

基本ポーズをつくった
両手の親指と小指を丹田
（へその下約５センチのところ）に当てる。

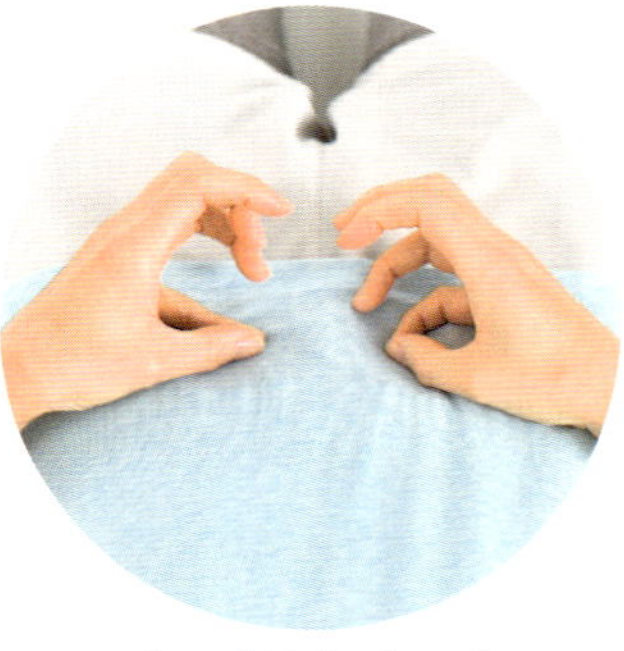

手は「基本ポーズ」

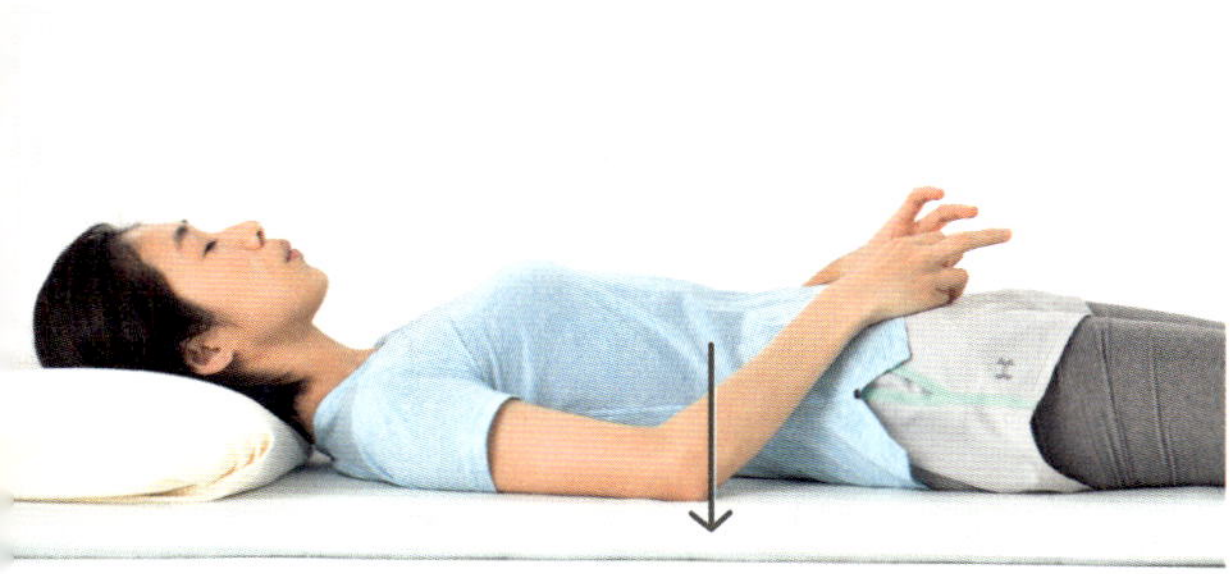

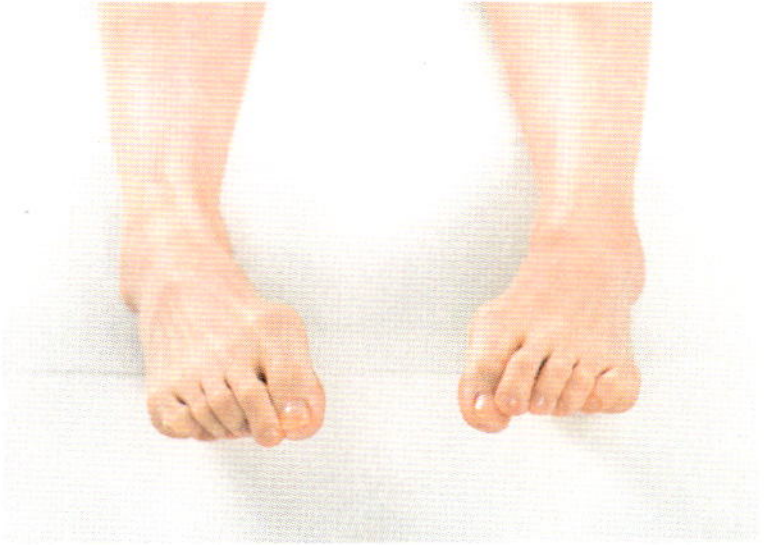

2

足の指をギュッと縮めて、ゆっくり息を吐く

口から息をゆっくり吐きながら、足の指をジャンケンの「グー」のように縮める。

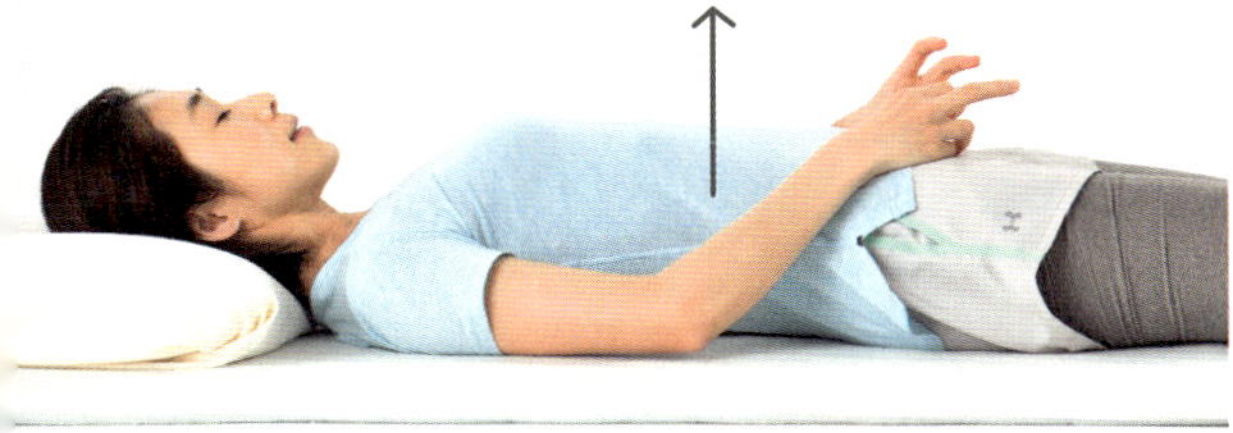

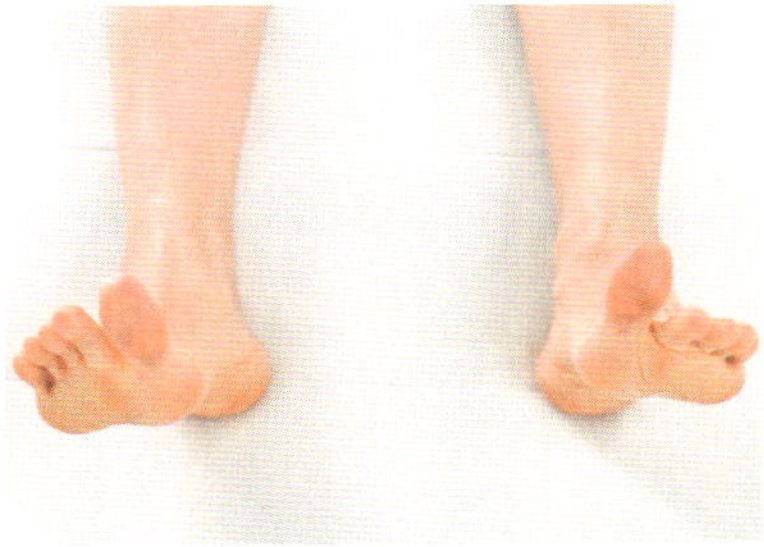

3

足の指を開きながら息を吸い、肛門を締める

息を吐ききったところで、鼻からゆっくり息を吸い込み、
足の指をジャンケンの「パー」のように思いっきり開く。
このとき、お尻の穴を意識してキュッと締める（7回程度）。

※メソッドを行いながら、手を当てた丹田を意識し続けてください。

column
3

呼吸が整えば、体も心も自然に整う

「松村式呼吸法」は、体内に酸素を最大限に取り入れて、心身をリラックスさせる健康法です。丹田を意識して呼吸することで体幹も鍛えられ、心身ともに整っていきます。

ポイントは口から息をゆっくりと長く吐き出すこと。息を長く吐くことで、鼻から吸うときに自然に胸が広がり、新鮮な酸素を体内に取り入れることができます。

血流が良くなるので冷え性が改善されるほか、肝《かん》機能や腎《じん》機能も活発になって解毒《げどく》作用も高まります。

肛門を締めることで骨盤底筋群《こつばんていきんぐん》も鍛えられるので、尿漏れ対策にも有効です。

就寝前はもとより、氣持ちが乱れたときなどに行うと心を落ちつかせることができます。

第3章

体の悩みを解消する骨ストレッチ

100歳まで元氣に動ける体を手に入れる!

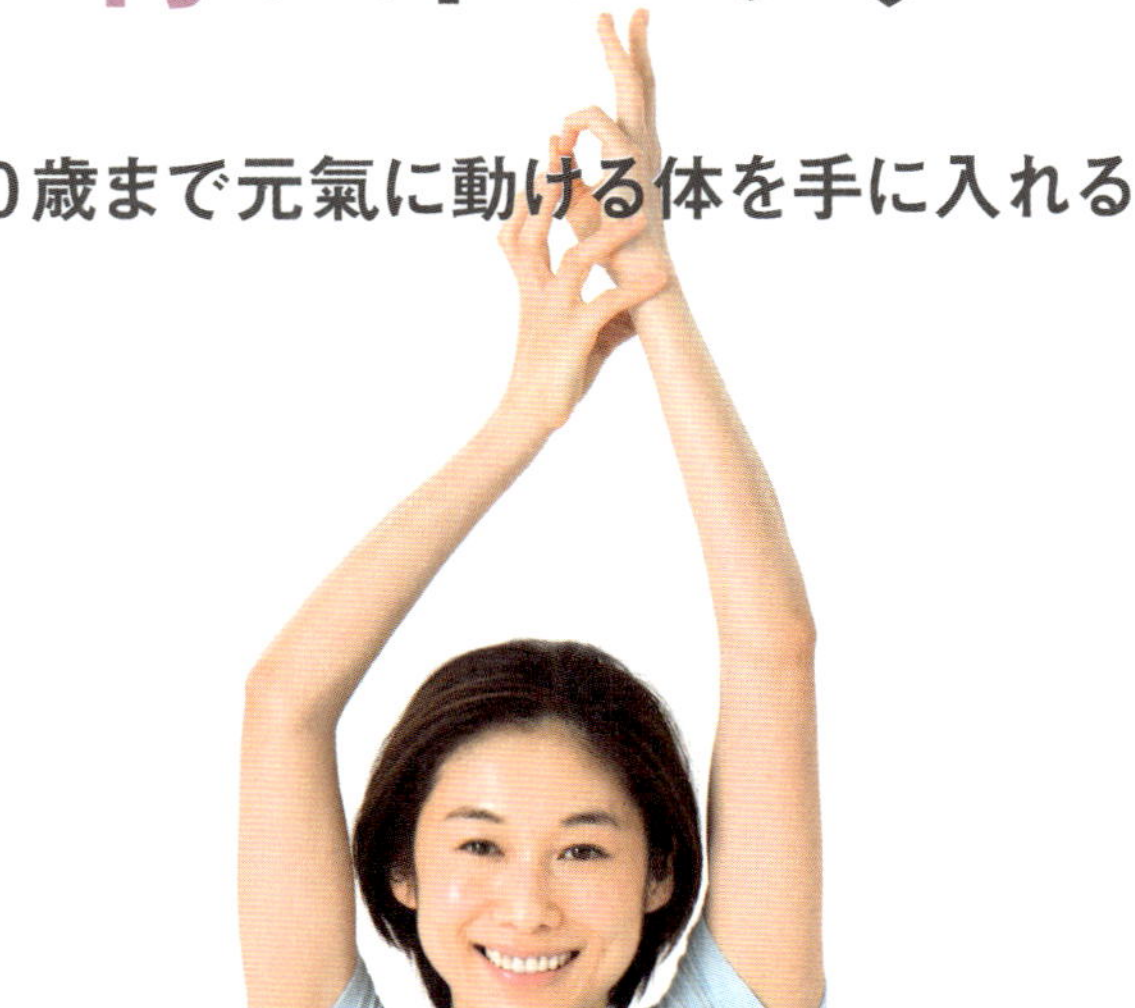

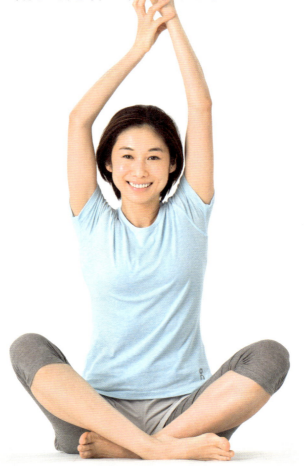

骨を正しく使って「立つ、歩く、座る」ゆるめる力で、さらに豊かな人生を！

「人生100年時代」を迎えたいま、歳をとっても元氣でいるためには何が必要なのでしょうか？

前にも書きましたが、私は「体の声に耳をかたむける」ことだと思います。そのうえで、いまの自分の体の状態を素直に受け入れること。

残念ながら、歳を重ねれば、若い頃には簡単にできたことも徐々にできなくなっていくでしょう。ただ、それはあたりまえです。できなくなったのを嘆いて、ネガティブな氣持ちになることもあるでしょう。

でも、考えてみてください。若い頃には持ち合わせていなかった、生きるための知恵が必ず身についているはずです。

例えば、ゴルフでも、高齢の方でドライバーがまったく飛ばないのに、終わってみれば若者よりもスコアがいいという場面をよく目にします。

これは、パワーに頼らず、真っ直ぐ飛ばすことを意識したり、アプローチやパッティングの技術を磨いた結果です。ゴルフはいくつになっても、知恵を働かせて、自分にできることに集中すれば楽しめますが、これは人生にも通じるのではないでしょうか。

どうか、体の悲鳴を解消するための知恵として、骨ストレッチを活用してみてください。

この章では、日々の暮らしのなかで基本となる「立つ、歩く、座る」といった動作がスムーズに行えるようになるためのメソッドと、これまでの間違った体の使い方によって蓄積した、腰痛、肩こり、膝痛などの悩みを改善するためのメソッドを紹介していきます。

シニア世代になっても、人それぞれに様々な楽しみがあるでしょう。

旅行、ショッピング、スポーツ、散歩……。

骨ストレッチの「ゆるめる力」で、心と体のこわばりをとり、さらに豊かな人生を過ごしてください。

電車やバスで立っていると、すぐにグラついてしまう人に

「ダブルT」の立ち方

電車やバスの中で立っているときに、踏ん張っているつもりなのに、揺れるたびにグラついてしまい、手すりにしがみついていませんか？

体重をうまく利用すると、重心が整うので、踏ん張らなくても足腰が安定するようになります。

そのためのコツを「ダブルT」の立ち方で覚えてください。

満員電車でもつり革なしで大丈夫。揺れて横にいる人から押されてもグラつかなくなります。

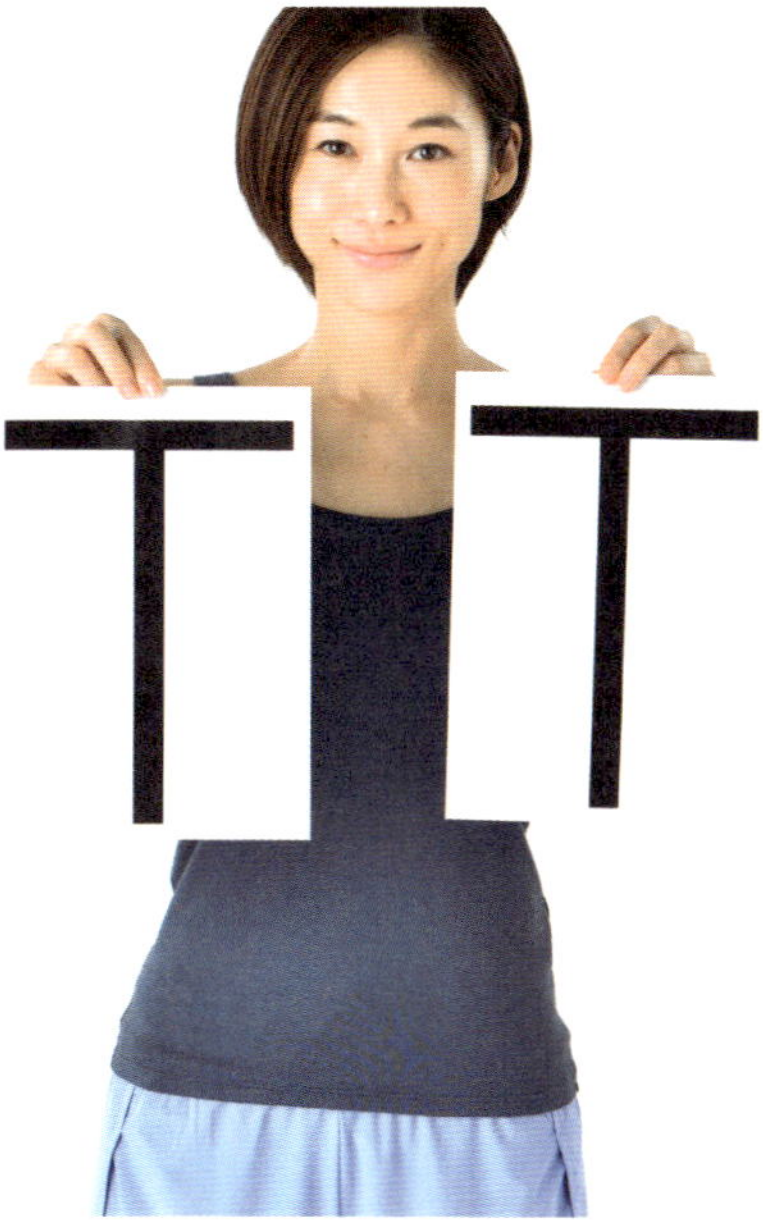

1

T字シートを２枚用意する

Tの字を書いた紙を２枚用意して床に並べる。

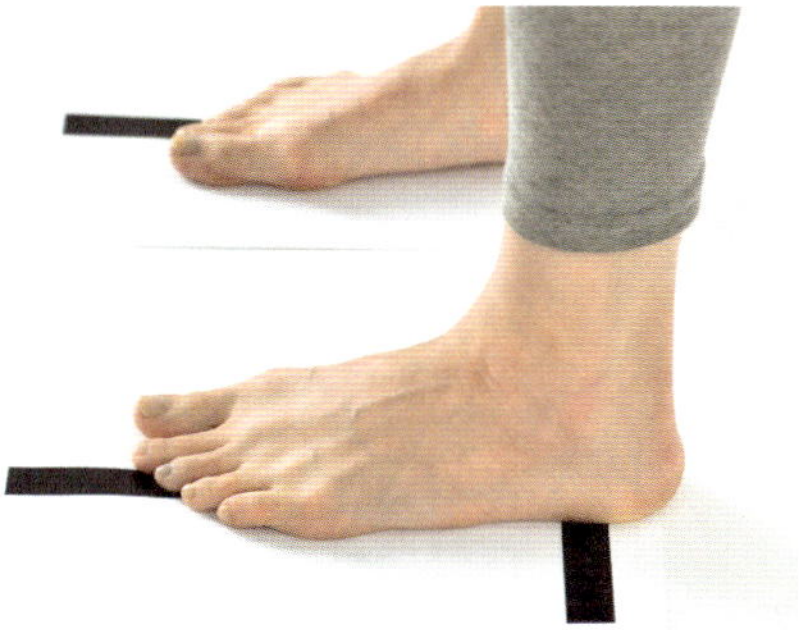

2

くるぶしと中指を
Tに合わせる

Tの横のラインにくるぶしの両側、
縦のラインに足の中指を
重ねるようにして立つ。

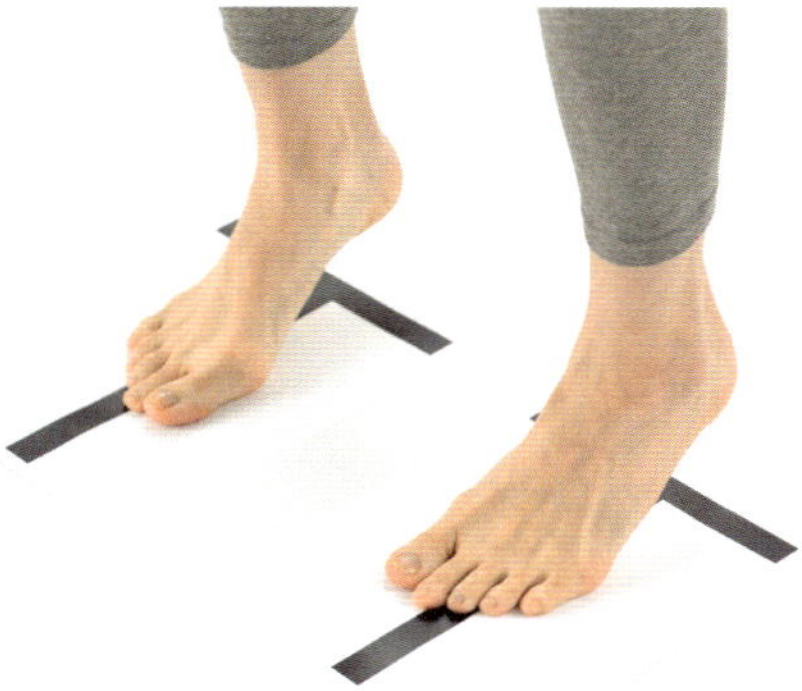

3

かかとを
上げて下ろす

軽くつま先立ちになってから
自然に下ろし、膝をゆるめる。

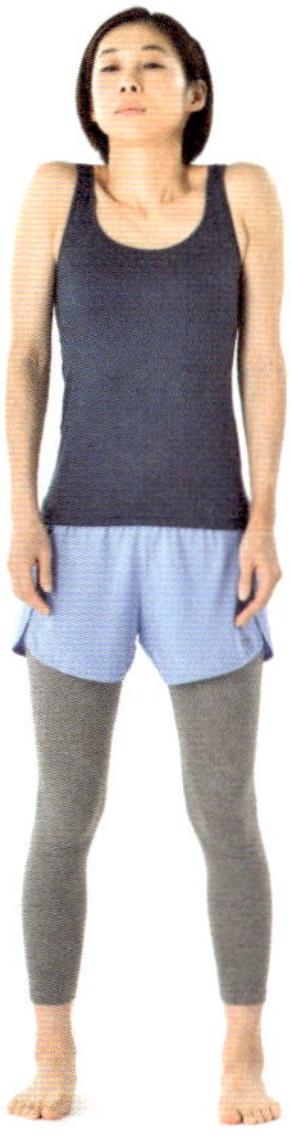

4

肩を上げて
ストンと下ろす

肩を上げて息を吐きながら脱力。
全身の緊張をほぐして、
ラクな姿勢に。

after

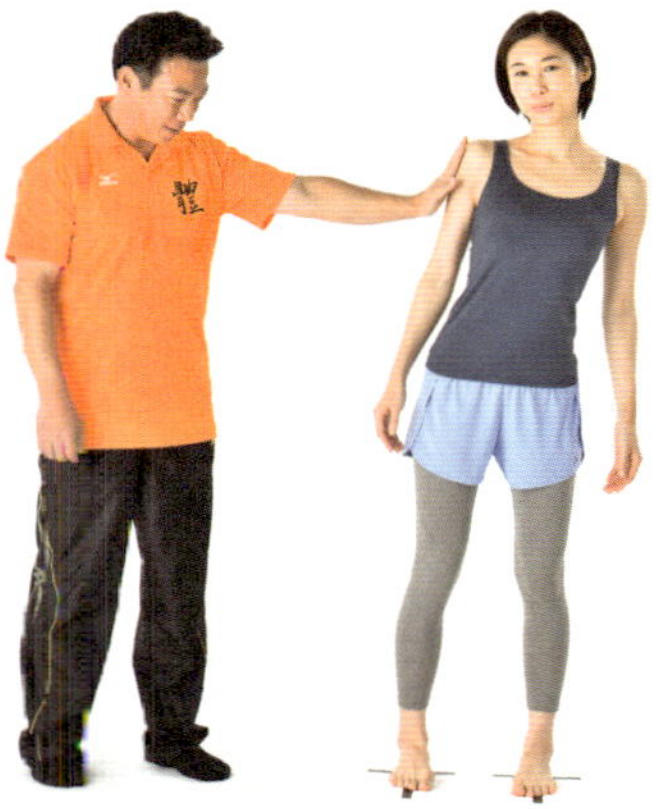

ダブルTで立てば、強い力で押されても
ラクに受け流すことができます。

before

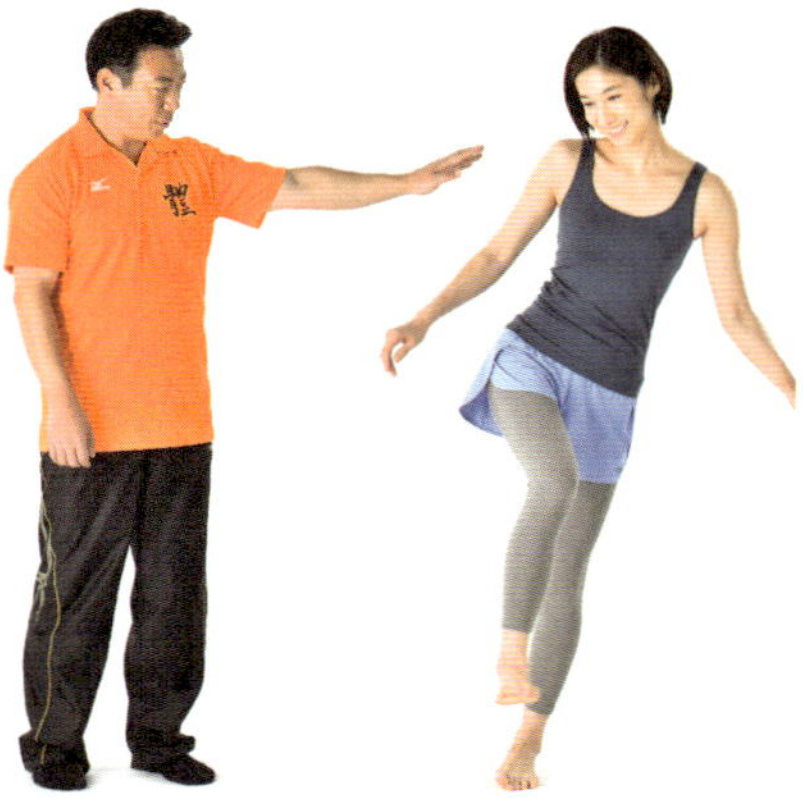

従来の立ち方では、踏ん張っていても
堪えきれずにグラついてしまいます。

骨身《ほねみ》に任せて立つと、グラつかない、疲れない

普段の生活で氣にかける人はあまりいないと思いますが、立ち方を意識するだけで、体は驚くほど安定します。

上の写真のように、従来の立ち方だと、軽く押されただけなのに簡単に倒れてしまいます。

一方、ダブルTで立つと、強く押されても「柳に風」とばかりに体が力を吸収して受け流すことができます。

なぜなら、Tの字の縦横のラインの交点が重心点になって体重（重力）を支えてくれるからです。この姿勢なら、無駄な筋力に頼らず、最小限の力で立つことができるので疲れにくくもなります。

これが、いわゆる「自然体」の状態です。

息を吐きながら脱力することで、外からの力にも柔軟に対応できるしなやかさが身につきます。

column
4

自分の足に合う靴は、ダブルTで立って選ぼう！

「足に合った靴を探すのに苦労している」

これはシニア世代の女性からよく受ける相談です。

足に合っていない靴を履き続けていると、足だけでなく体にも不具合が生じてしまいます。

原因は、足に正しく体重がかけられていないことにあります。「足裏のアーチがつぶれて靴がきつく感じる」「足の指が浮いて正しく足裏を使えない」といった悩みの場合は、従来の立ち方を正して自分の重心点を知る必要があります。

ダブルTの立ち方で重心点を意識できるようになれば、足に合った靴も容易に見つけられるでしょう。

実際に、私はダブルTの歩き方が簡単にできるT型溝付きシューズを独自に開発して、京都大学の研究チームと検証実験をしたのですが、そこでも脚への負担が減って、効率的に歩けることが様々なデータから実証されています。

歩くとすぐに足が痛くなる人に

中指《なかゆび》ウォーク

ダブルTの立ち方で重心点の感覚がつかめたら、両足の中指を意識して歩いてみましょう。

ポイントは中指の縦のラインを意識すること。歩く前に両足の中指一帯を手の指で強く押して刺激を与えると実践しやすくなります。

中指を感じながら歩くと、自然と前傾姿勢になり、脚力だけに頼ることなく、体の重みを利用してラクに前に進めます。

体幹《たいかん》を使って歩けるので、体に余計な負担がかかりませんから、腰痛や膝痛を抱えている方はぜひ習慣にしてください。

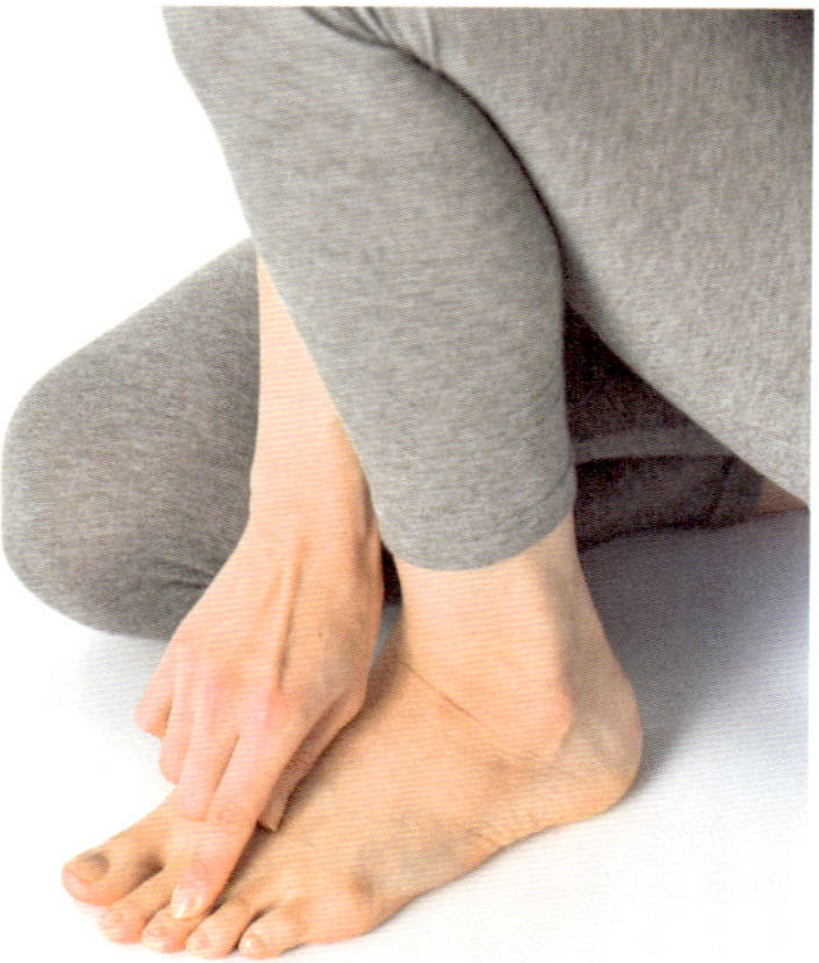

1

両足の中指を押す

歩く前に両足の中指一帯を強く押し、刺激を与える。

※ 外出の際などは靴の上からでも構いません。

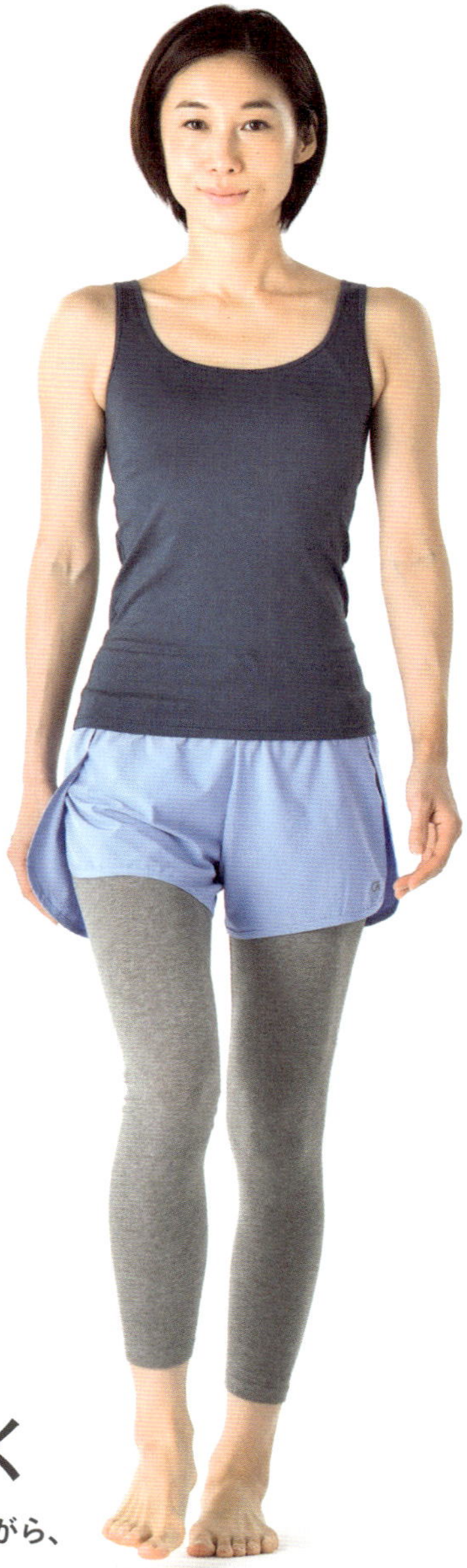

2

中指を意識して歩く

中指のラインを意識しながら、前に進む。

column
5

ウォーキングで体を壊す人に共通する歩き方

足の親指や母指球《ぼしきゅう》のあたりで踏ん張って、蹴りあげるように歩く人をシニア世代ではよく見かけます。一生懸命に歩いているのに、なかなか前に進んでいかない。

実は、この「頑張って歩く」ことが体を壊す原因になっているのです。

そもそも親指はブレーキの役割を担う指ですから、そこに体重をのせるのは、ブレーキをかけながら前進しているようなもの。これでは、どんなに頑張っても疲労だけが蓄積して、長い距離を歩けません。

腕力や脚力だけに頼って無理をするので、自ずと姿勢も悪くなり、腰や膝などを痛めてしまうのです。

中指ウォークなら体に余計な力が入らず、関節にかかる負担も少ないので、快適なウォーキングが楽しめるようになります。

1日に
30秒でも
大丈夫！

ほぐして
ゆるめる
骨ストレッチ

肩こり、腰痛、膝痛などの
つらい体の悲鳴を解消しましょう。
さらにはダイエット効果も！

痛みが緩和するだけでなく 軽やかに動けて疲れにくい体に

「さあやるぞ！」と意気込んでする運動はなかなか長続きしないものです。

その点、骨ストレッチは仕事や家事の合間に、頑張ることなく続けられるのも大きな特徴。場所を選ばず、簡単にできるので三日坊主になりません。

ここで紹介するメソッドには、肩まわりのこわばりや腰、膝などのつらい痛みを和らげるとともに、体の動きを滑《なめ》らかにする効果があります。

体をゆるめて、無駄な力を使わなくなれば、これまで悩まされ続けてきた痛みから解放されるはずです。

コツコツ続けることで可動域《かどういき》も広がりますので、姿勢のゆがみが整って、疲れにくい体にもなっていきます。

体のコンディションは、心のコンディションに大きく影響します。

痛みを抱えて、動けない体でいると、氣持ちも落ち込みやすくなるものです。

1日30秒でも大丈夫！　骨を意識して、心身ともにラクに過ごしてください。

手首肩甲骨《けんこうこつ》ストレッチ

肩甲骨、鎖骨、肋骨《ろっこつ》が一緒に動き、上半身の筋肉が柔軟になります。
肩こりの改善に効果抜群です。ウエストの引き締め効果もあります。

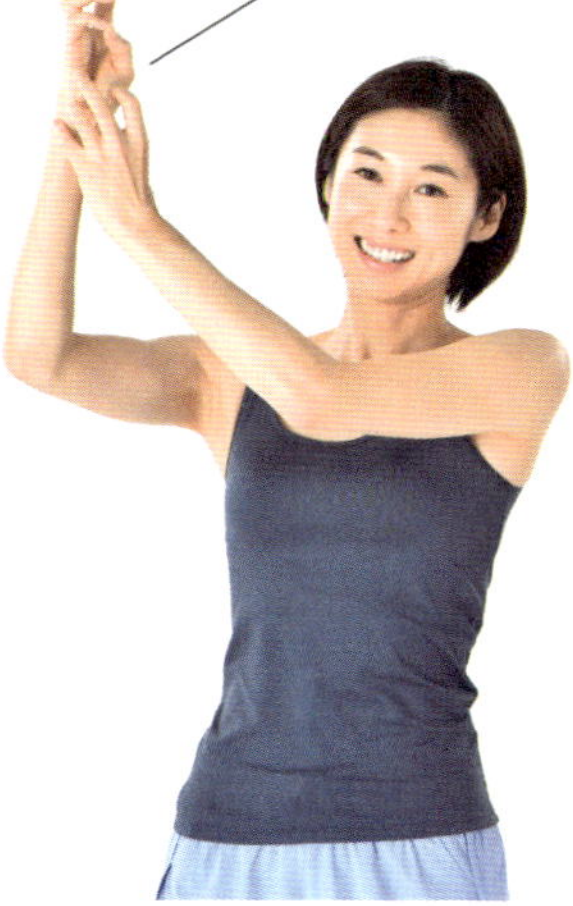

1 右手首を親指と小指で押さえ、肘《ひじ》を曲げる

肩幅に脚を開いて立ち、右手で
基本ポーズをつくり、肘を直角に曲げる。
左手の親指と小指で右手首を押さえる。

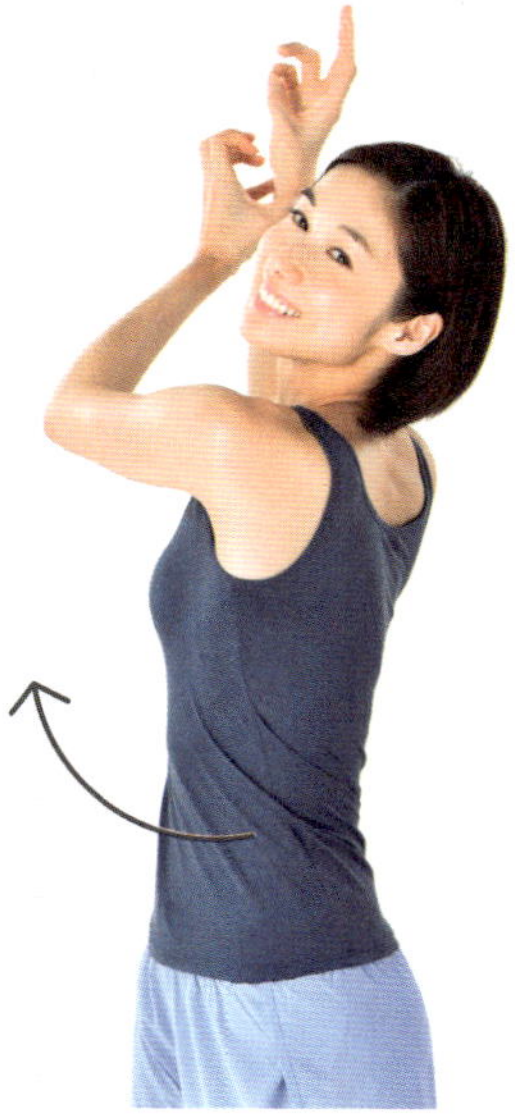

2 顔を正面に向けて、体を後方にひねる

右腕を後方に引いて体をひねる
(7回程度)。手を持ち替えて同様に。

※このメソッドは椅子に座った状態
でも行えます。

肘《ひじ》肩甲骨《けんこうこつ》ストレッチ

体が硬い人のための「手首肩甲骨ストレッチ」アレンジ版。
支点が体幹に近くなるので、よりダイレクトな効果が得られます。

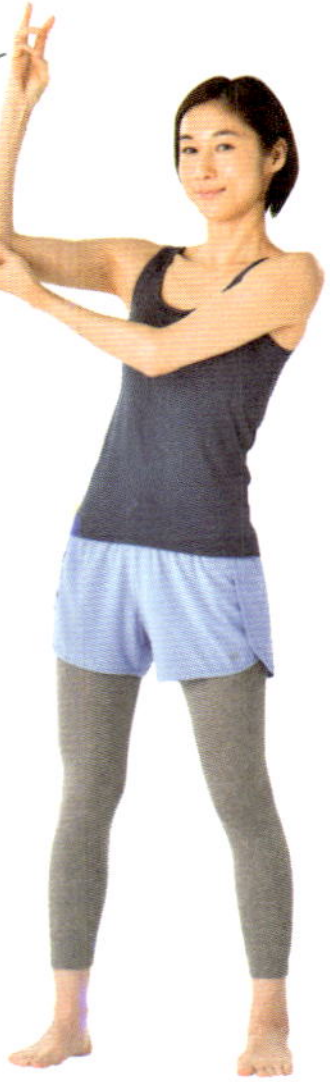

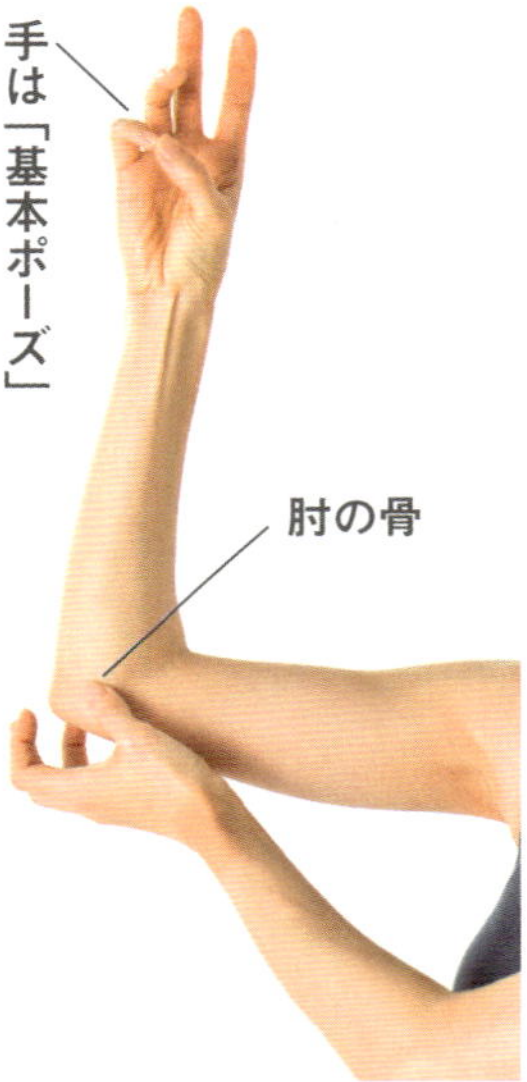

1 肘を親指と小指で押さえる

肩幅に脚を開いて立ち、
右手で基本ポーズをつくる。
手のひらを前に向け肘を直角に
曲げ、左手の親指と小指で
右肘両側のグリグリを押さえる。

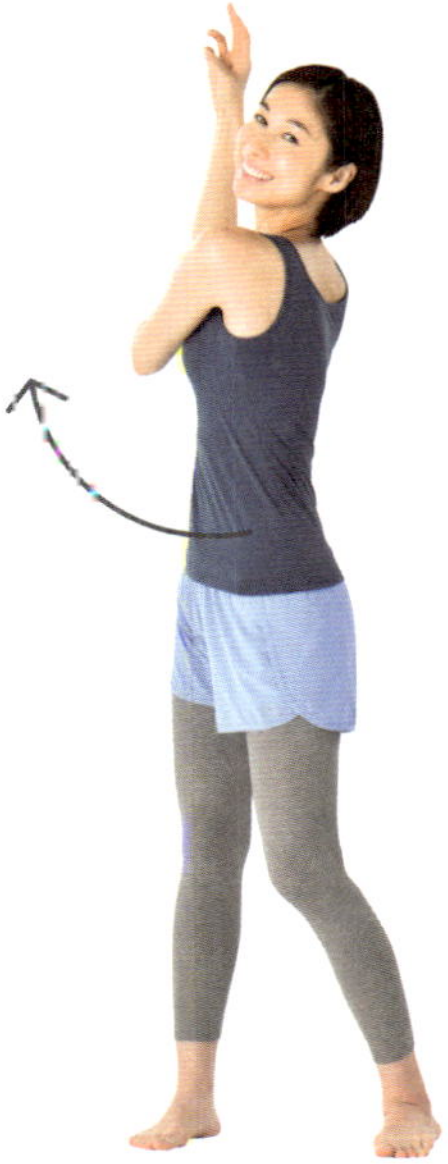

2 顔を正面に向けて、体を後方にひねる

右腕を後方に引いて体をひねる
(7 回程度)。手を持ち替えて同様に。

※このメソッドは椅子に座った状態でも
行えます。

肩《けん》甲《こう》骨《こつ》舟《ふね》こぎ

**腕が上げられない人のための「手首肩甲骨ストレッチ」アレンジ版。
あばら、肩甲骨、鎖骨のこわばりがほぐれ、五十肩の改善と予防にもおすすめ。**

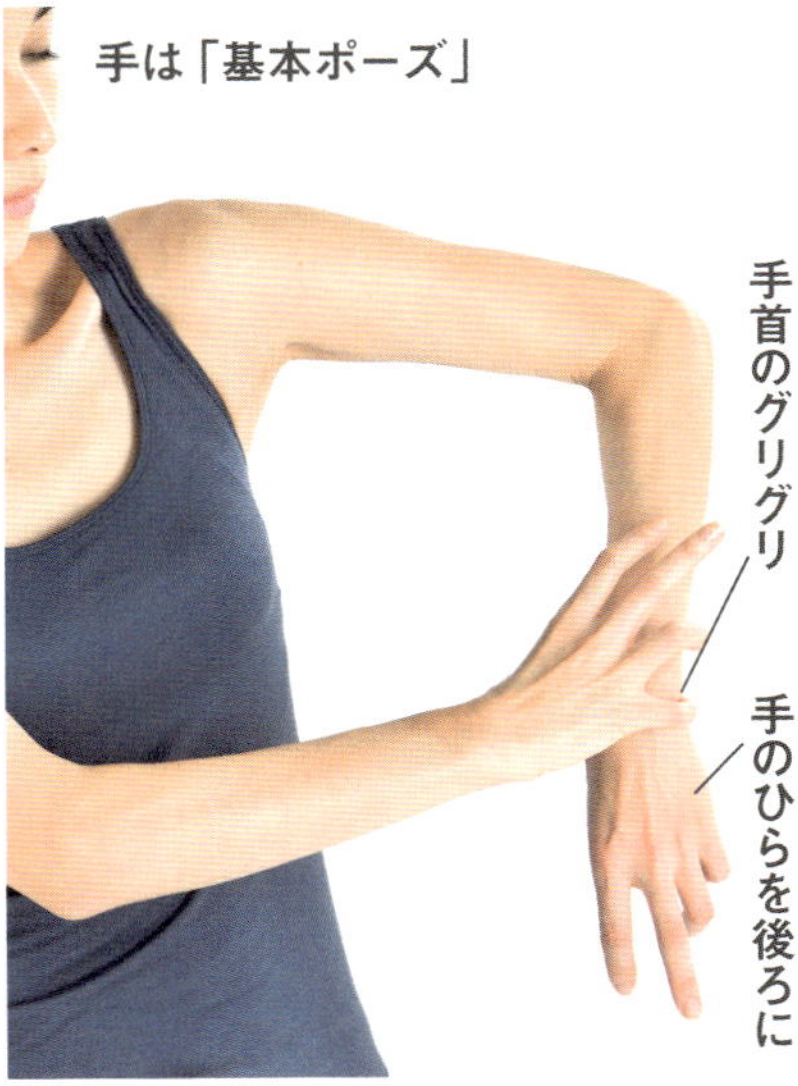

1 肘を上げ、親指と小指で手首を押さえる

**左手で基本ポーズをつくり、
手のひらを後ろに向け肘を直角に。
右手の親指と小指で左手首両側の
グリグリを押さえる。**

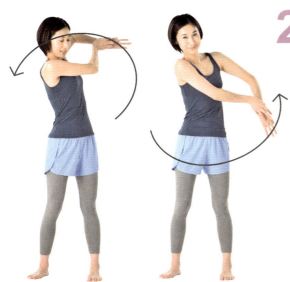

2 舟をこぐように腕をまわす

**無理せずにできる範囲で
左腕をまわす
(前まわし、後ろまわし各７回程度)。
手を持ち替えて同様に。**

鎖《さ》骨《こつ》腰《こし》伸《の》ばし

背骨が伸び、腰痛の緩和に効果的。鎖骨を押さえることで腕の動きが制御されるため、
体幹がダイレクトにゆるめられて、腰一帯がほぐれていきます。

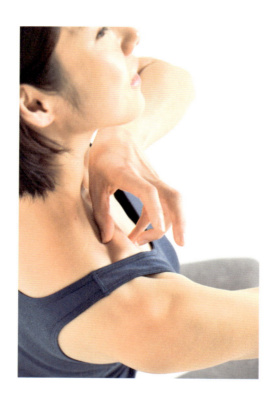

1

鎖骨を親指と小指で押さえる

椅子に座って、右の鎖骨の出っ張った部分を
左手の親指と小指で押さえる。
右手は基本ポーズをつくり、手のひらを下に向けて前方に伸ばす。

2
腕を前に伸ばし、体も前へ

押さえられている側の腕を、
前方へ引っ張られるようにしてゆっくりと
腰を伸ばす（7 回程度）。
手を替えて同様に。

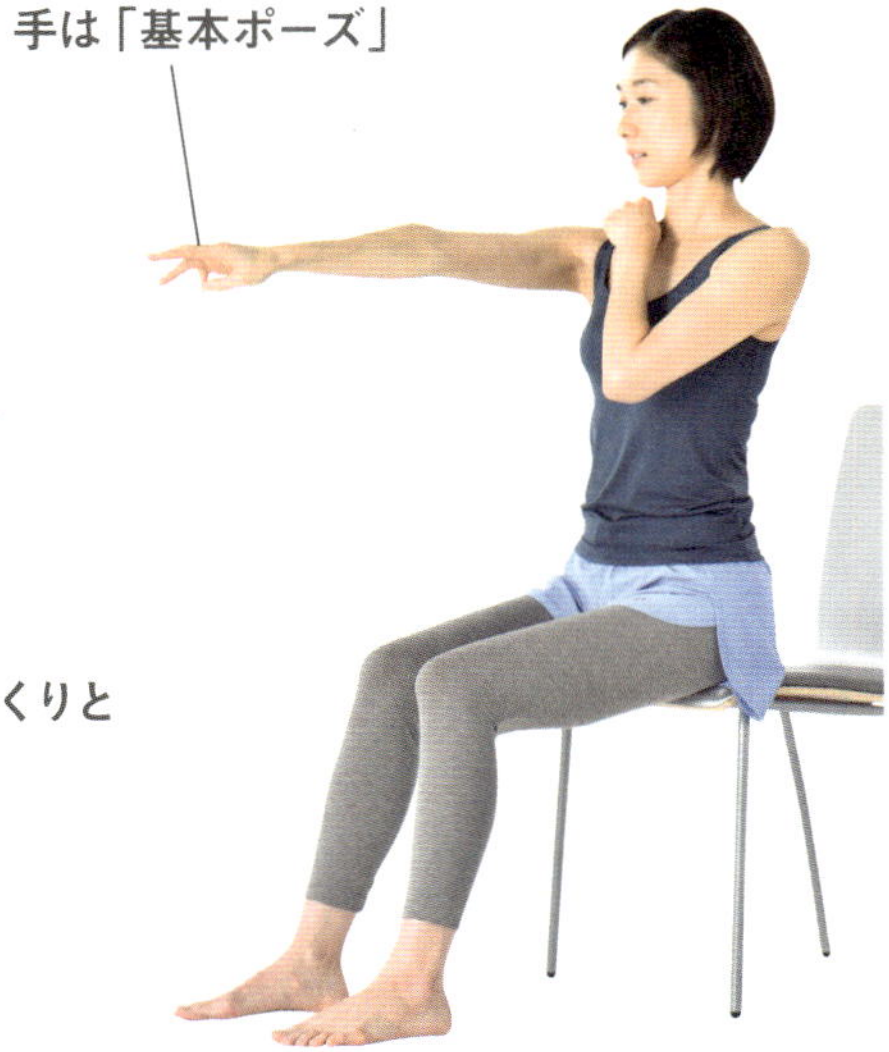

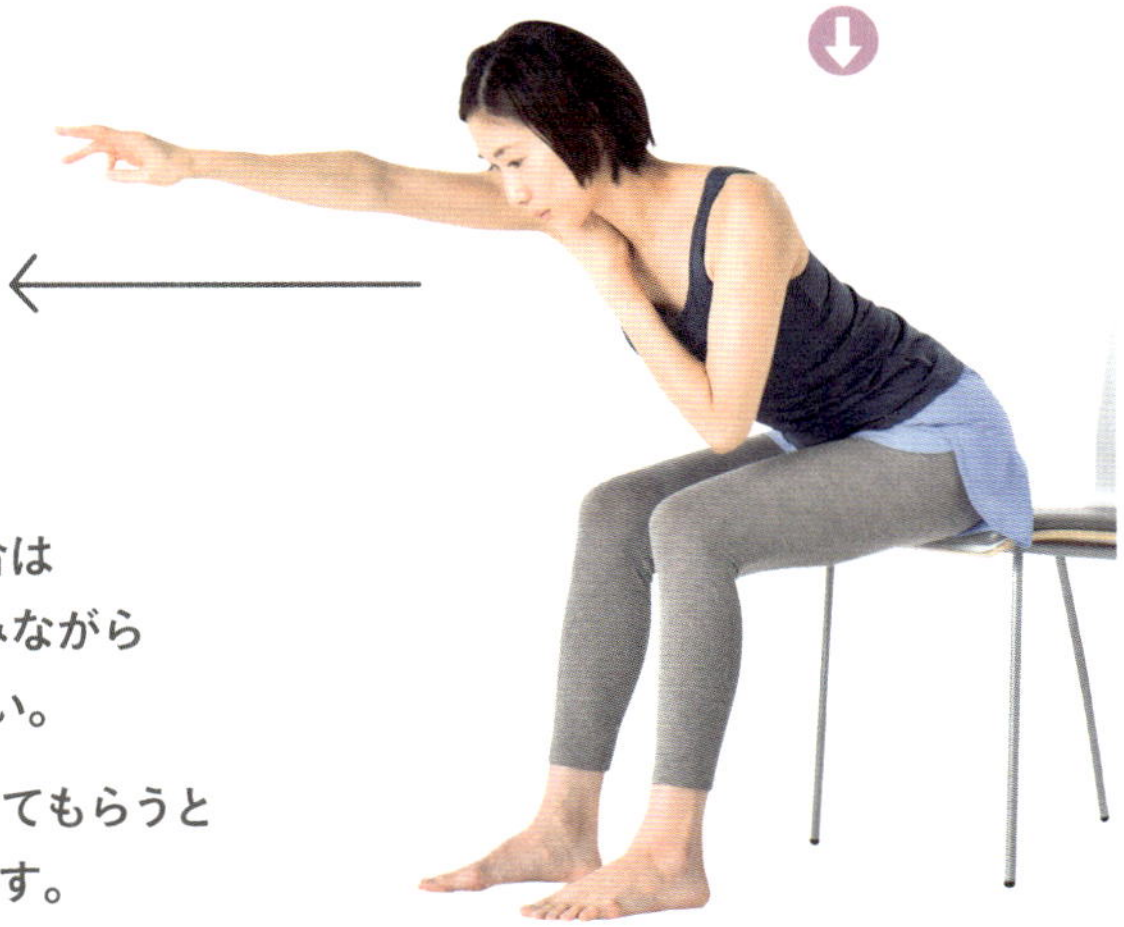

※腰の痛みがひどい場合は
無理をせずに、様子をみながら
ゆっくりと行ってください。

※パートナーに腕を引いてもらうと
効果がさらにアップします。

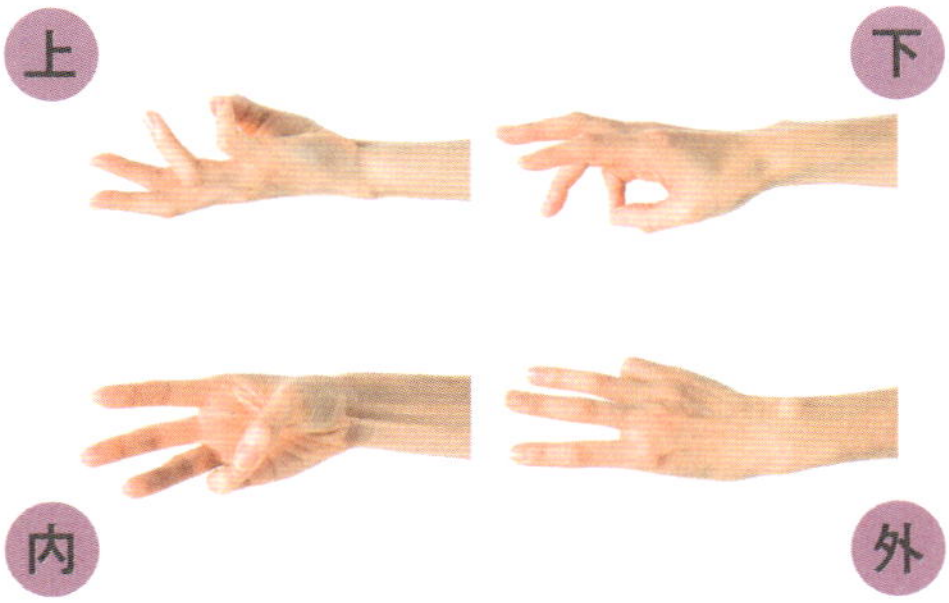

上・下・内・外と手のひらの向きを 4 方向
に変えると、肩甲骨、首、肩、腰のまわり
がバランスよくほぐれます。

※肩がこわばっている人は外側か内側の
どちらかが行いにくいので、
痛みを感じない範囲で行ってください。

鎖《さ》骨《こつ》ひねり 椅子バージョン

肩こり、首の痛みに効果的。鎖骨ひねり（P.14 参照）の座位バージョン。
座って行うことで、太ももの動きを制御し、上半身により負荷をかけられます。

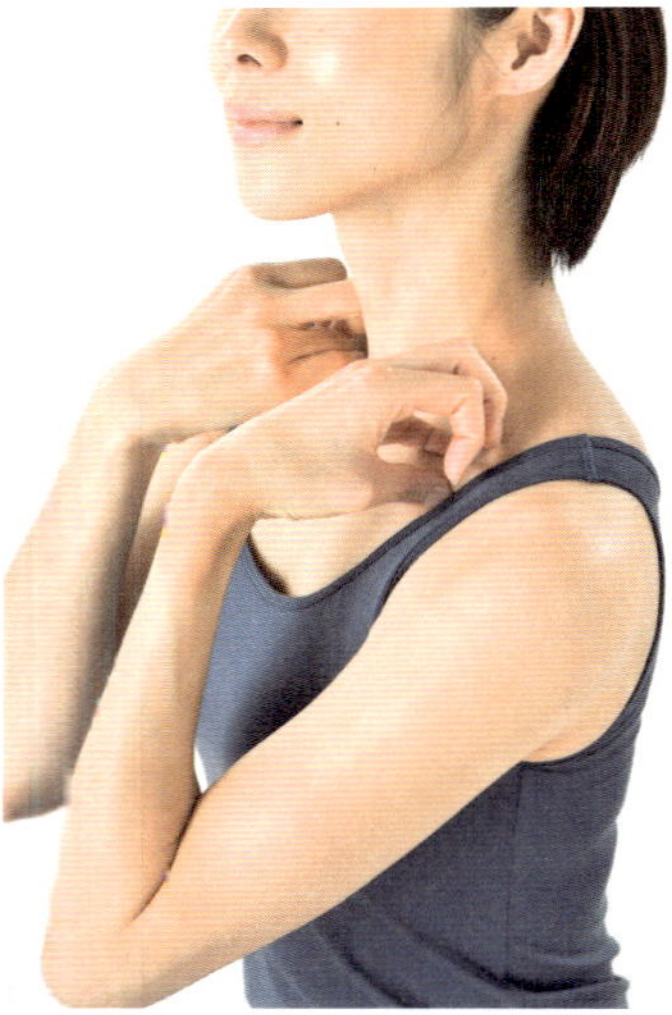

1 親指と小指で鎖骨を押さえる

椅子に座り、両手の親指は鎖骨の下に、
小指を鎖骨の上において
挟むように押さえる。

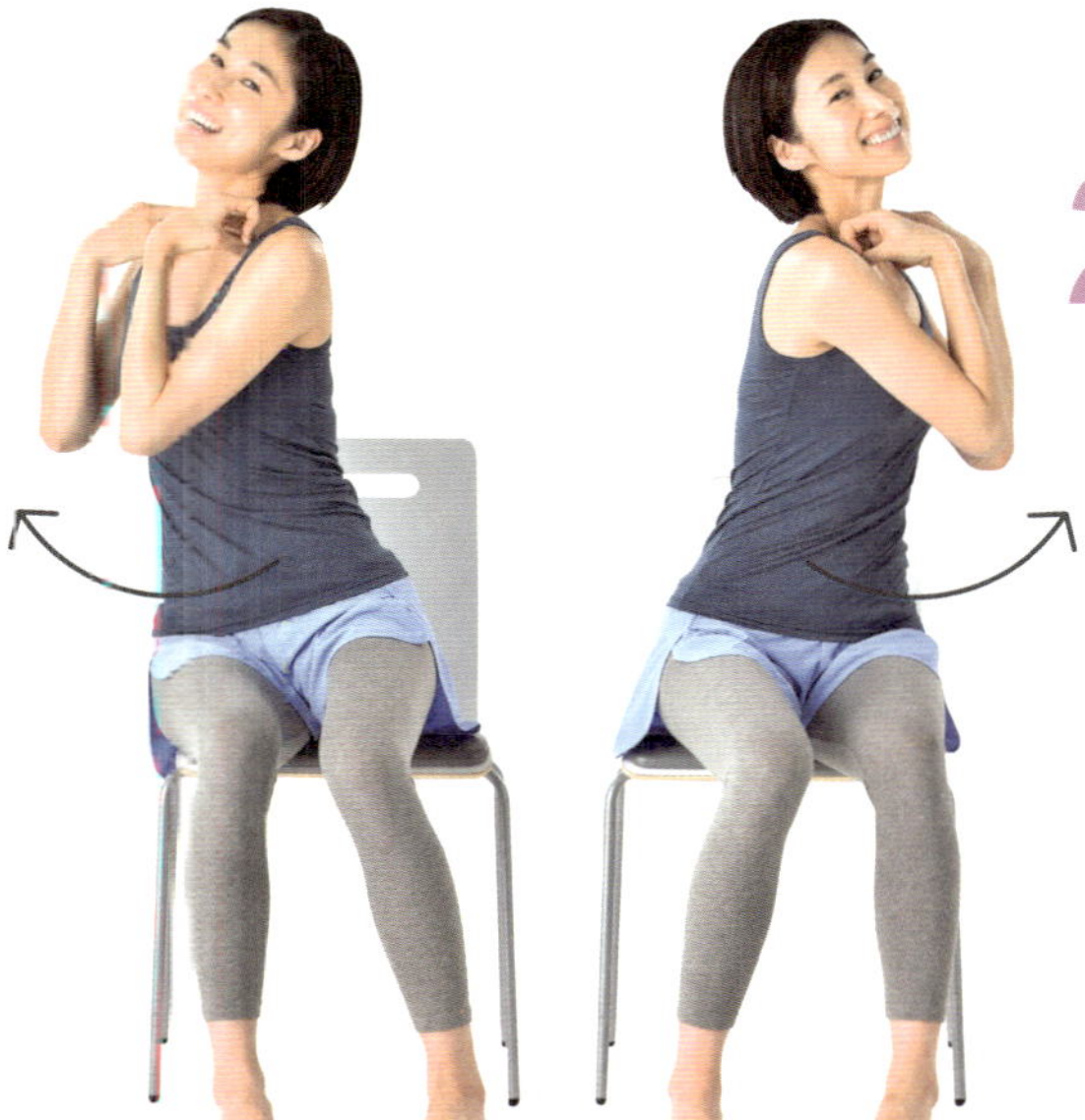

2 上半身を左右にひねる

顔を正面に向けたまま、
上半身を左右にひねる
(1 セット 7 回程度)。

肘《ひじ》腕《うで》伸《の》ばし

首や肩の痛みを和らげるストレッチ。背中が柔らかくなり、姿勢も良くなります。

手のひらの向きを前後内外の 4 方向（P.69 参照）に変えて行うとより効果的。

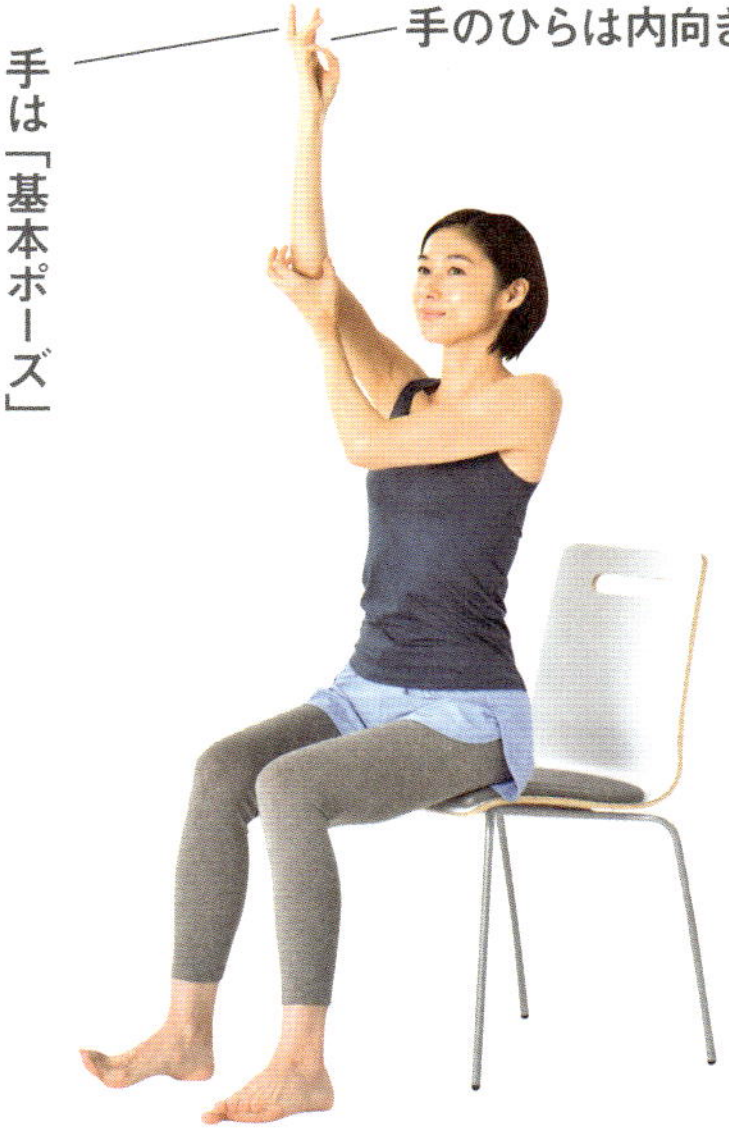

1 親指と小指で肘を押さえる

基本ポーズを取った右腕の肘を
前方で 90 度くらい曲げる。
手のひらは内向きに。
左手の親指と小指で
右肘両側のグリグリを押さえる。

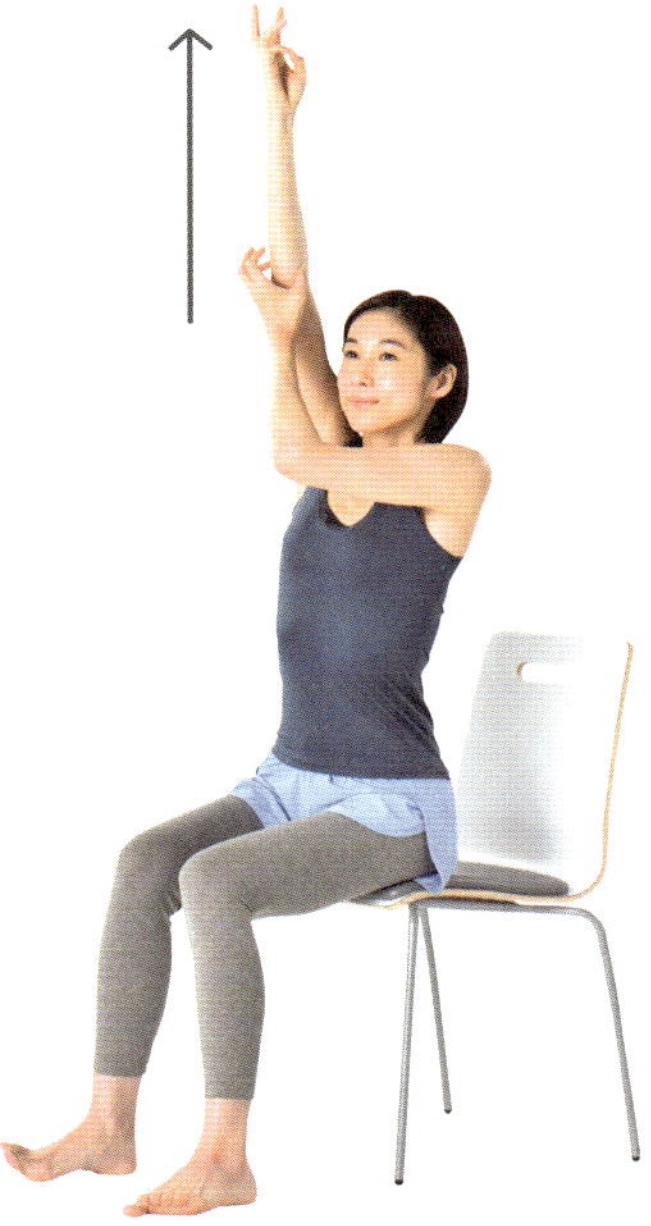

2 押さえられた腕を押し上げるように上へ

左手で右腕を押し上げるように
上に真っ直ぐ伸ばす（7回程度）。
左右を替えて同様に。

もも横マッサージ

硬くなりがちな太ももの横をほぐして、引きつりを緩和させ、
膝痛の原因となる腸脛靭帯《ちょうけいじんたい》のこわばりを改善します。

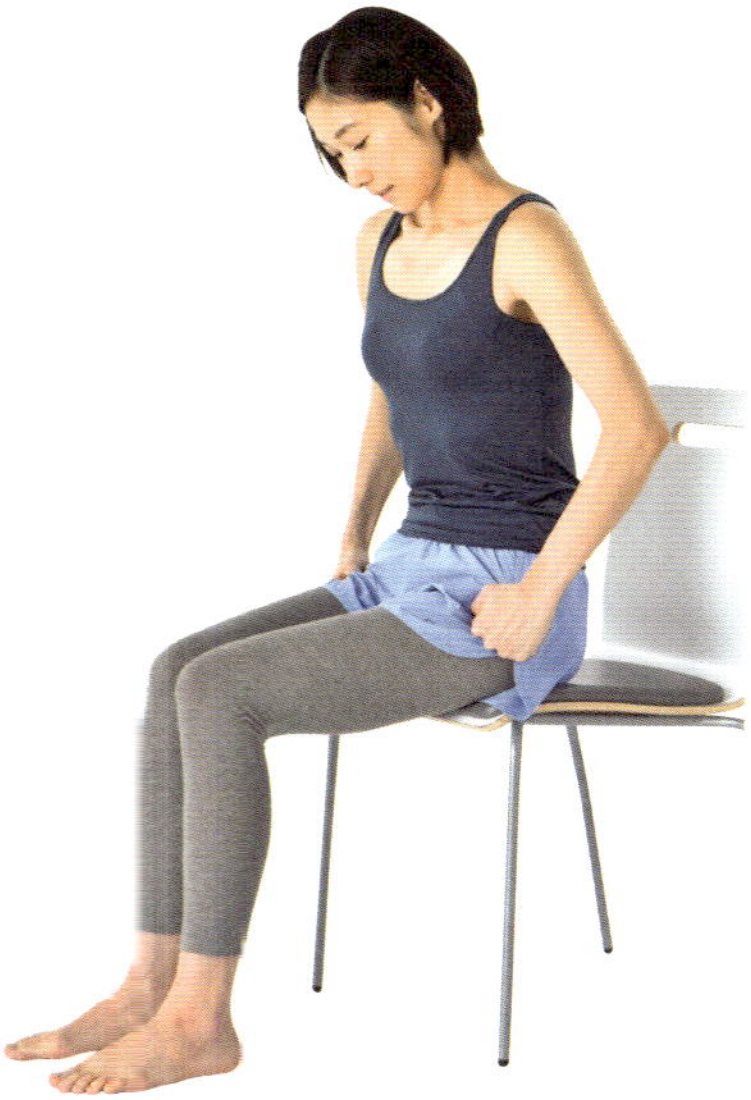

1 両側の脚の付け根にこぶしを当てる

左右のこぶしを両側の脚の付け根
(大転子《だいてんし》のあたり) に当てる。

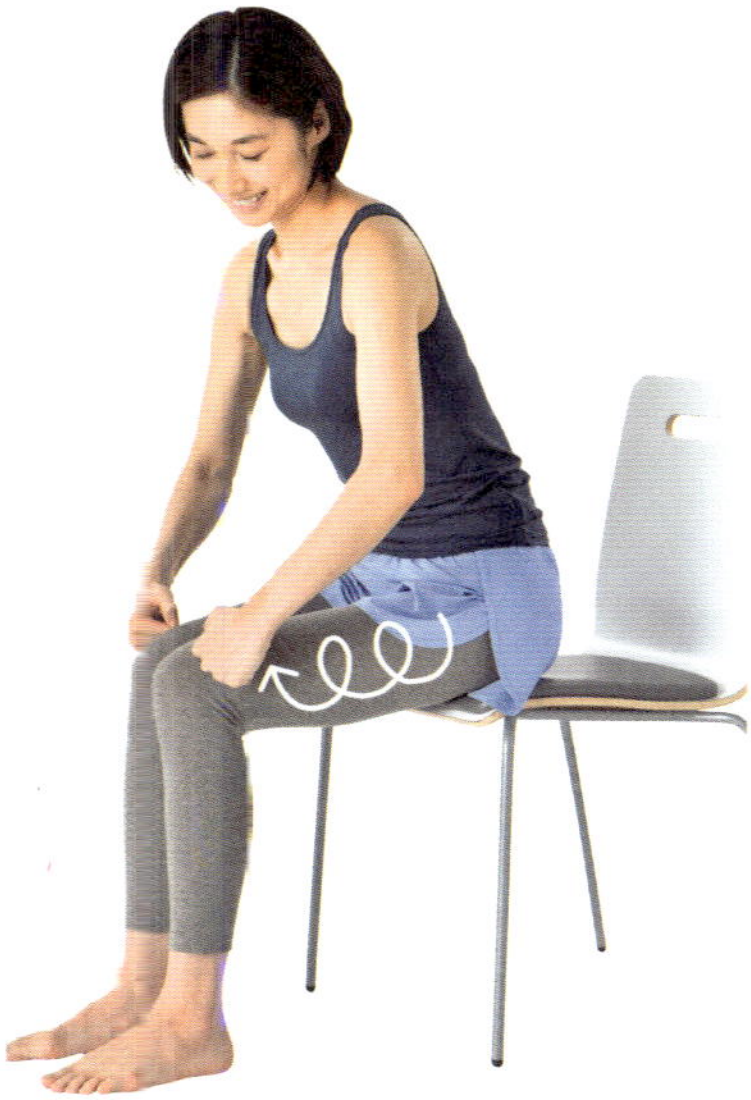

2 こぶしをぐりぐりと動かしながら膝横までマッサージ

少しずつこぶしをずらして、
大転子から膝の横 (腸脛靭帯)
までほぐす。

column 6

なでるだけでも体がほぐれる上手なマッサージの秘訣

上手なマッサージの秘訣はなんだと思われますか？

次の頁で紹介する「スライド式前屈《ぜんくつ》」にはそのコツが隠されています。体の節々《ふしぶし》を押さえたり伸ばしたりせず、親指と小指で脚をすべらせるようになでるだけのストレッチなのに、体の柔軟性がアップして、体がポカポカと温かくなるのだから不思議ですよね。

それは、皮膚《ひふ》刺激を脊髄《せきずい》がキャッチして脳に伝え、「心地よい」と判断されると、脳が全身に「ゆるめよ」と指令を出すからだと言われています。

手のひら全体を使って力任せにほぐすと、そのときには効いたように思えても、どうしてももみ返しがきてしまいます。

評判のいいマッサージ師さんは、必ず親指と小指をうまく使っています。

段差でつまずいて、転びやすい人に

スライド式前屈《ぜんくつ》

脚が上がりにくいと、ちょっとした段差でもつまずいて、転びやすくなります。転倒による骨折を防ぐためにも、脚の動きを良くしましょう。

脚の前側に皮膚刺激を与えることで柔軟性が驚くほどアップして、歩き方も軽やかになります。

ももや膝の裏がゆるむので脚が上がりやすくなり、階段もラクに登れるようになります。

リズミカルに繰り返すことで、体が硬い人でも両手が床に着くくらい柔軟性が増していきます。

血流も良くなって体がポカポカと温かくなるので、運動不足の人にもおすすめです。

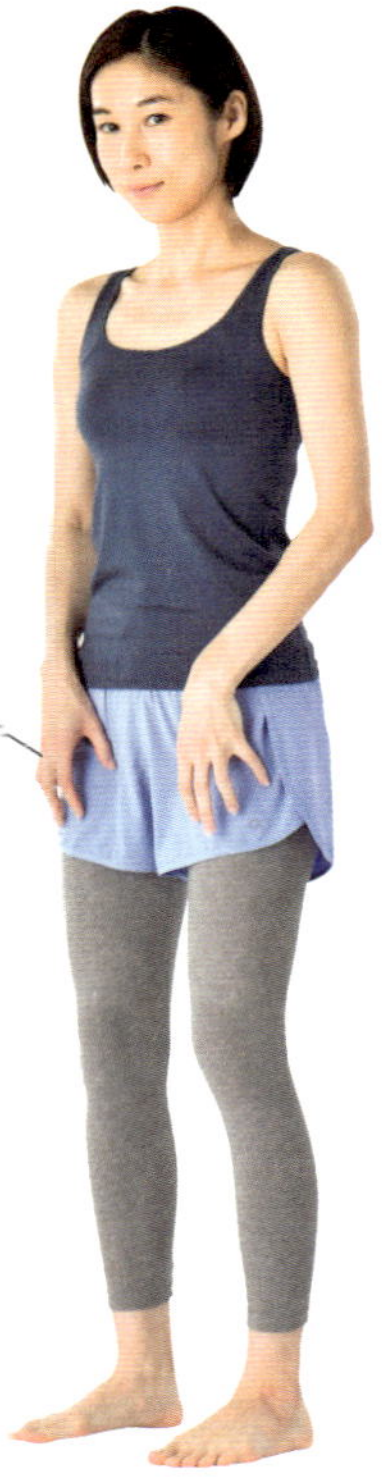

親指と小指で押さえる

1

親指と小指で太ももの付け根を押さえる

ダブルTで立ち（P.56参照）、
やや膝をゆるめ、両手の親指と小指で
両脚の太ももの付け根を押さえる。

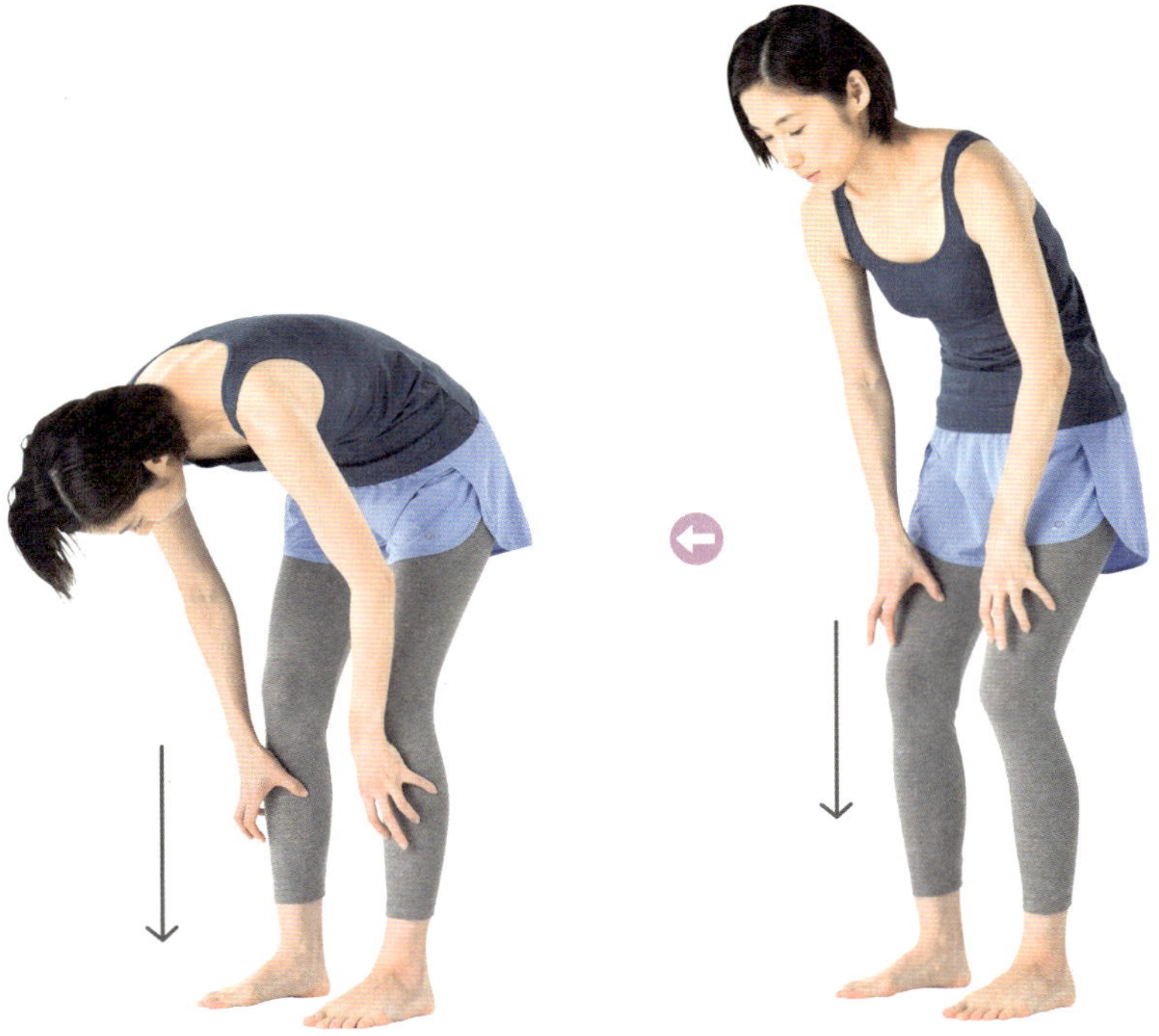

2 膝→脛《すね》→足首へと両手をスライドさせながら前屈する

※このとき膝が軽く曲がっていても大丈夫です。

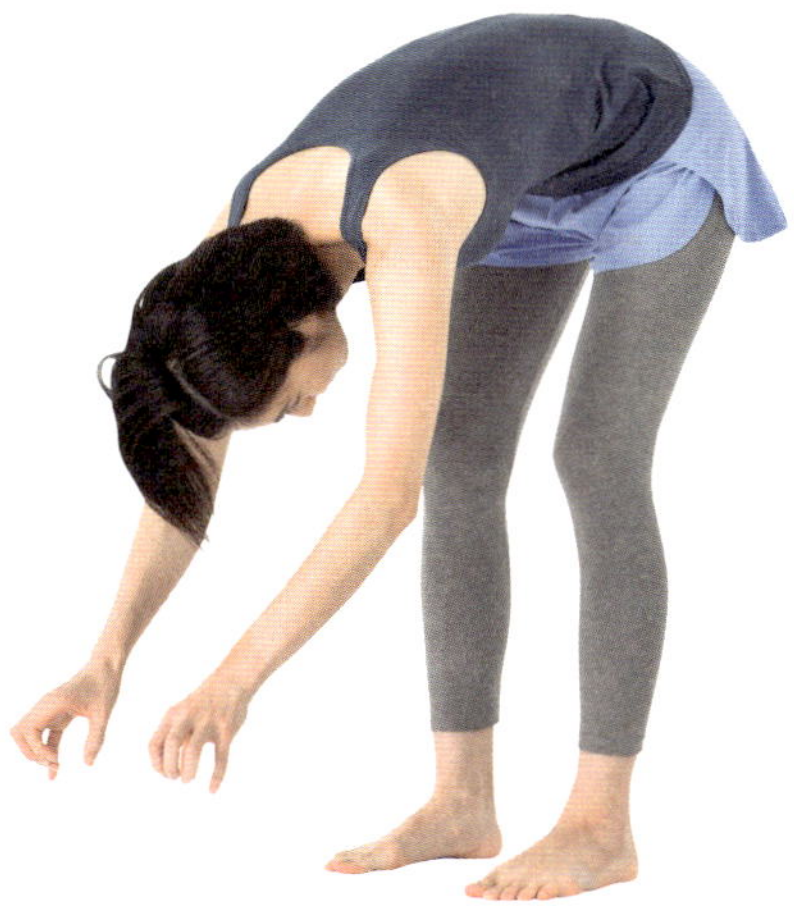

3 両手を足から離して、起き上がる

無理せずにできるところまで前屈して、
体を起こす（7 回程度）。

スライド式前屈 椅子バージョン

立ったままの前屈では、転倒の恐れがある高齢者でも安心。
なでたほうの膝が上がりやすくなり、足がふらつかなくなります。

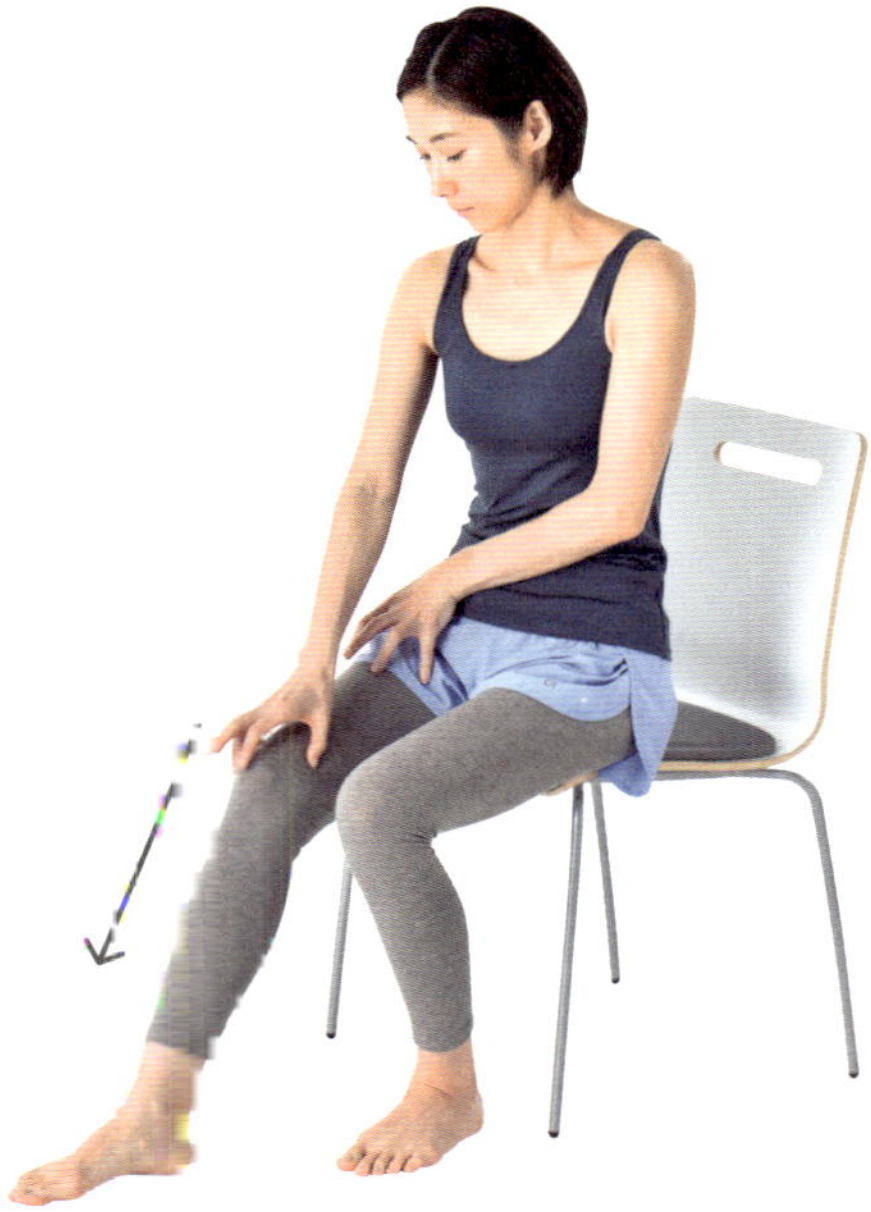

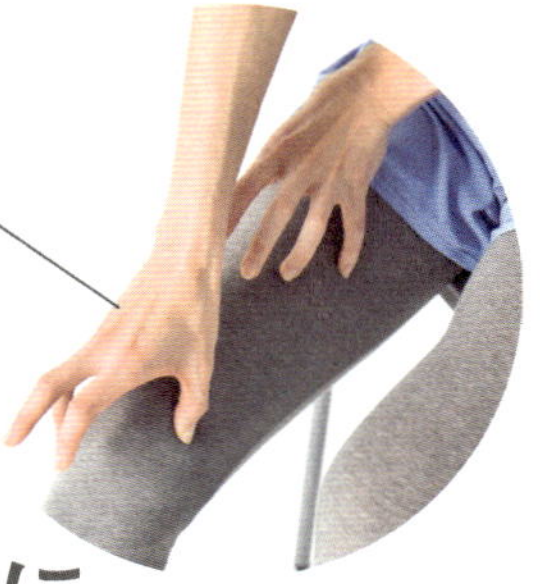

1
右脚を前に出し、太ももの付け根と膝を両手の親指と小指で押さえる

椅子に座った状態で右脚を少し前に出し、
右手の親指と小指で膝を、左手の親指と
小指で太ももの付け根を押さえる。

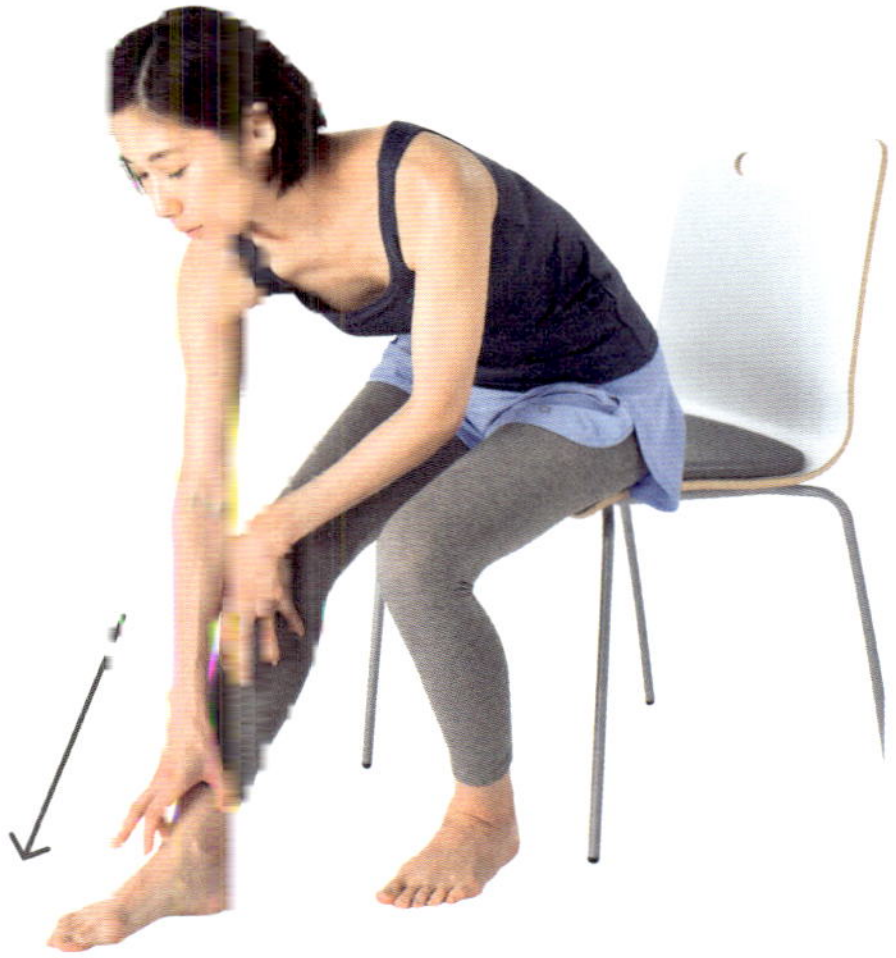

2
膝→脛《すね》→足首へと両手をスライドさせながら前屈する

両手の親指と小指をスライドさせて前屈し、
体を起こす（7 回程度）。左右を替えて同様に。

※スライドするときは、
なでるくらいの感じで行ってください。

鎖《さ》骨《こつ》首《くび》まわし

鎖骨を押さえることで凝《こ》り固まっている首まわりがラクにほぐせます。
首のコリで後ろを振り向きにくい人におすすめです。

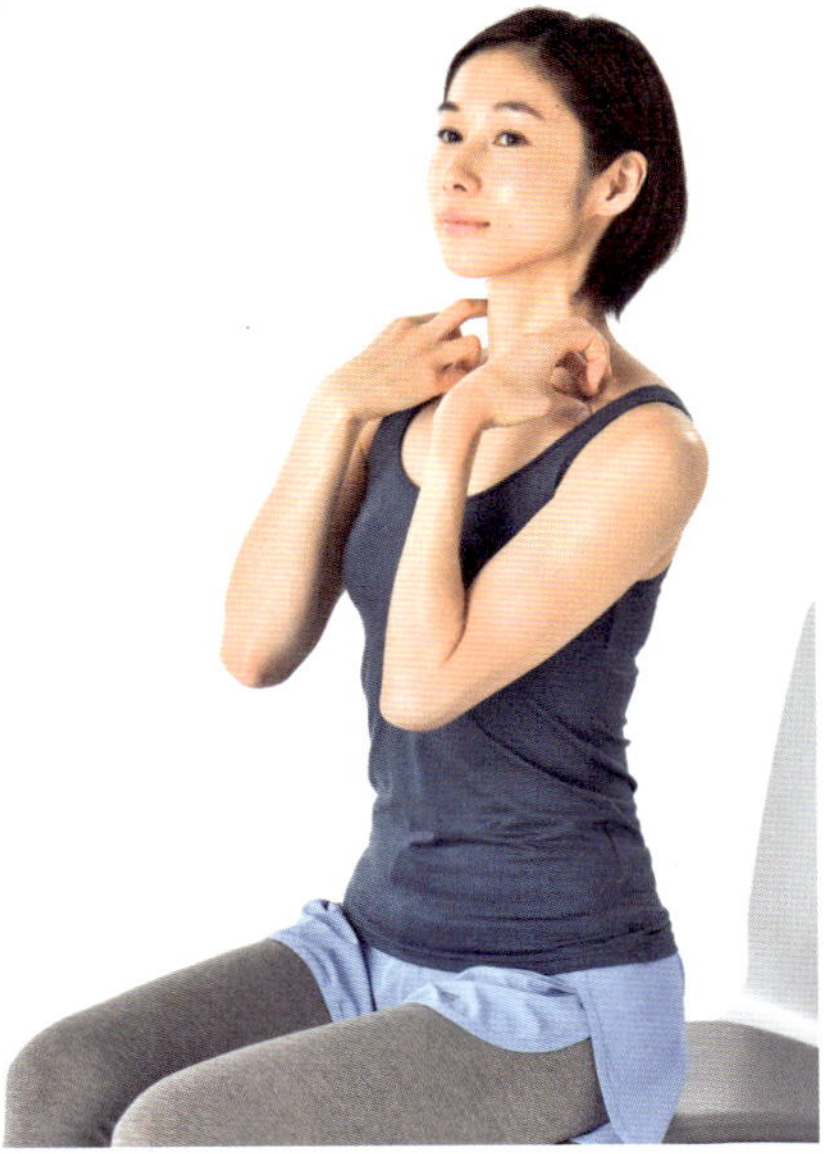

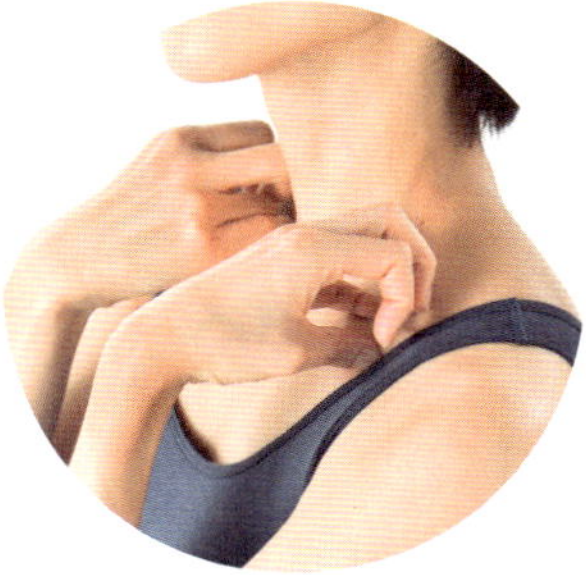

1

鎖骨を親指と小指で押さえる

両手の親指を鎖骨の下に、
小指を鎖骨の上において
挟むように押さえる。

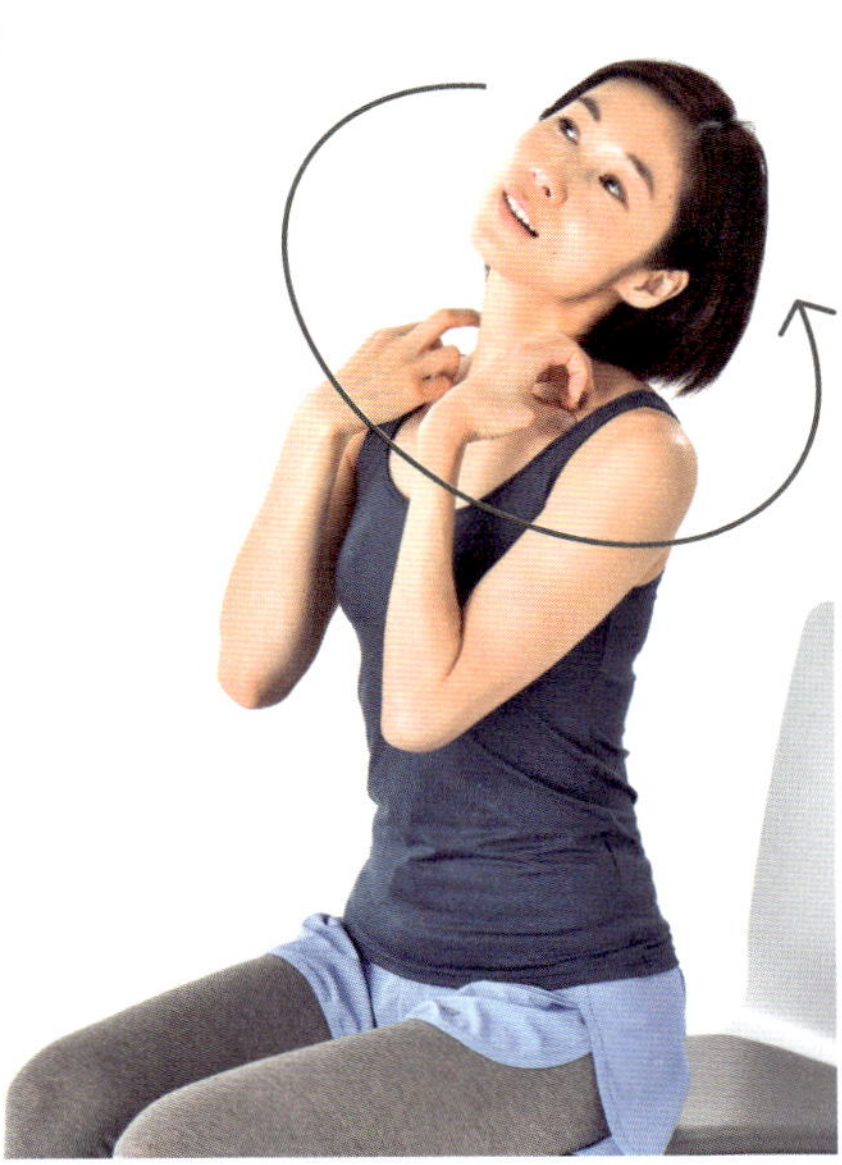

2

首をぐるりとまわす

時計回りにゆっくりと首をまわす
(目が回らない程度。3 回が目安)。
反時計回りも同様に。

※転倒防止のために必ず椅子に
座って行ってください。

肘《ひじ》首《くび》まわし

肘の骨を押さえて首をまわすことで腕の動きが制御されて、体幹に刺激が伝わりやすくなります。首の緊張が和らぎ、後ろを振り向きやすくなります。

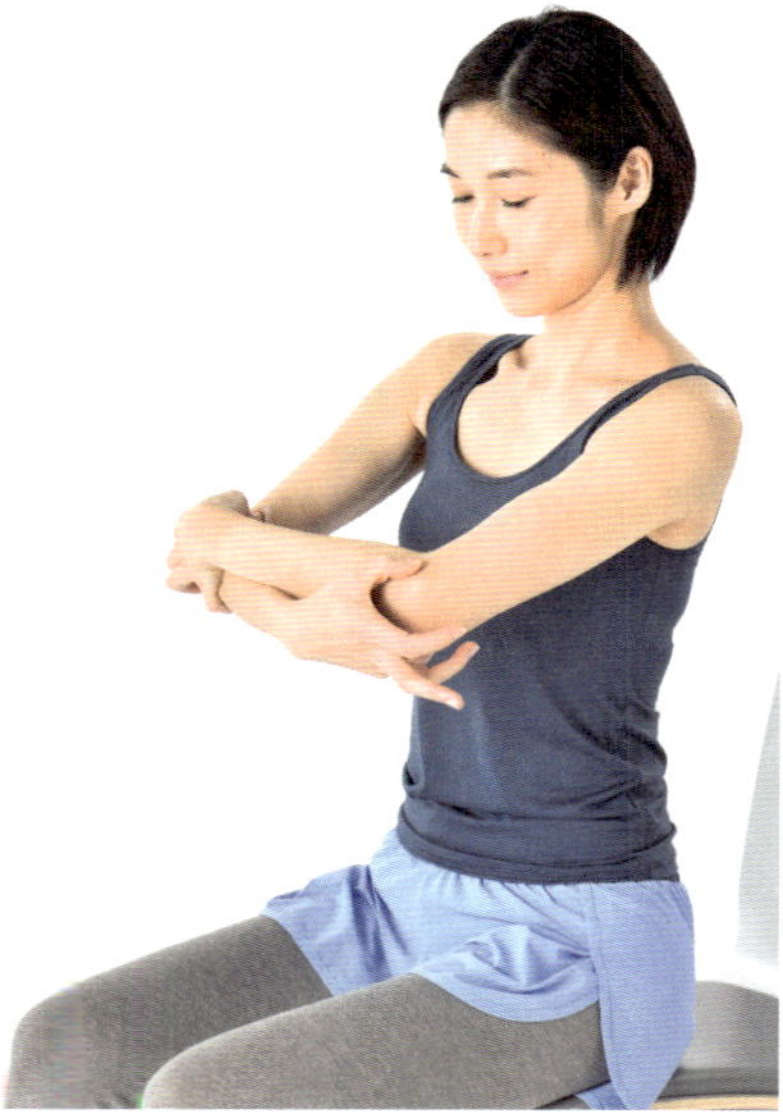

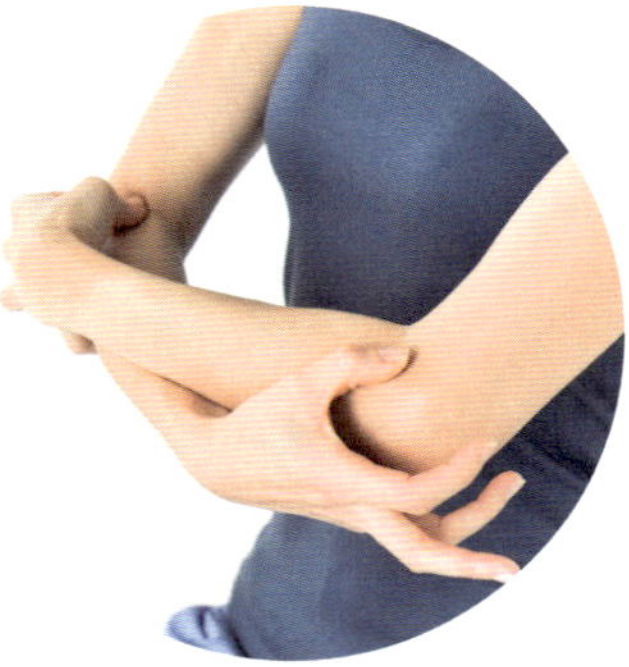

1

両肘を親指と小指で押さえる

腕を組み、両手の親指と小指で反対側の肘のグリグリした部分を押さえる。

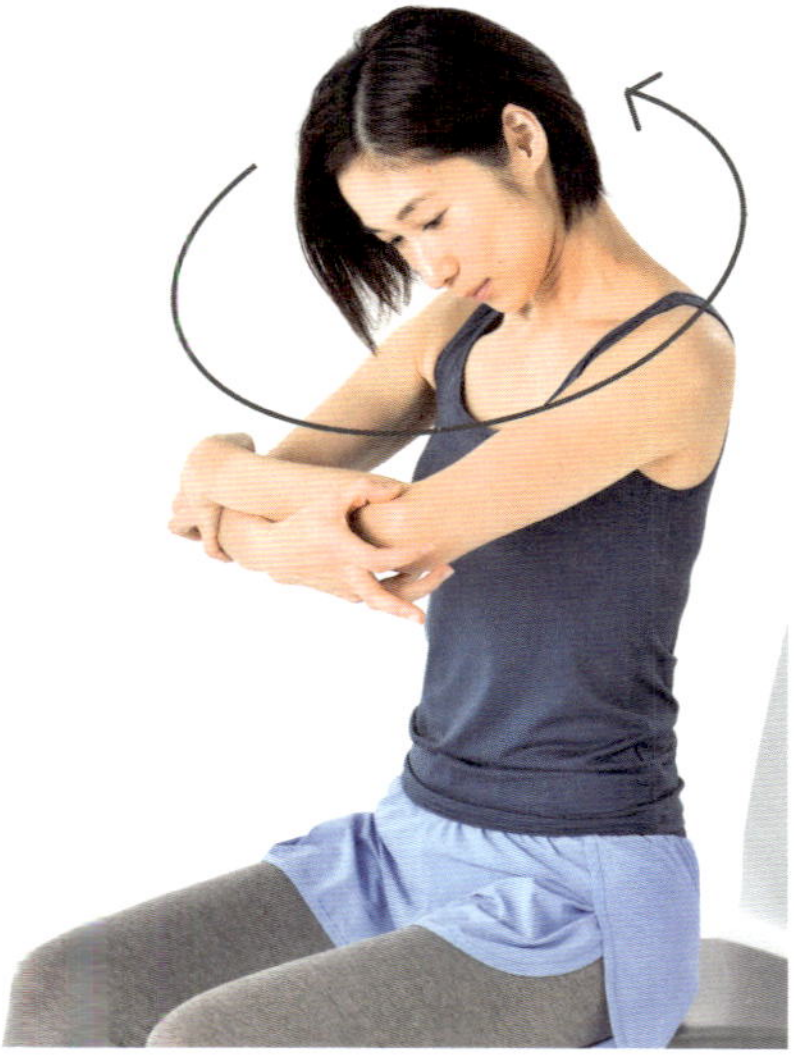

2

首をぐるりとまわす

時計回りにゆっくりと首をまわす（目が回らない程度。3 回が目安）。反時計回りも同様に。

※転倒防止のために必ず椅子に座って行ってください。

鎖骨や肘を押さえるだけでなぜ首の可動域《かどういき》が広がるのか？

日常では意識することがないと思いますが、私たちの体は様々な部位が有機的につながっています。胸骨《きょうこつ》や肩甲骨《けんこうこつ》とつながっている鎖骨は、全身の動きを柔軟にして、滑らかな体の動きを実現させる役割を担っています。

だから、鎖骨を押さえると、肩甲骨の可動域が広がり、体が硬い人でも真後ろが見えるほどに柔らかくなるのです。

首まわりがほぐれることで、頸動脈《けいどうみゃく》の血流が良くなり、頭に多くの酸素が届くので脳の働きも活性化されます。

肩や首のコリからくる偏頭痛《へんずつう》、眼精疲労《がんせいひろう》の緩和にも効果的です。首への余計な負荷が解消するので、猫背の人も自然と姿勢が良くなるでしょう。

また、鎖骨や肩甲骨がほぐれると、その影響は背骨を伝って骨盤《こつばん》や下半身もラクになっていきます。

コリや痛みのある部位ばかりに意識を向けるのではなく、骨ストレッチを行って、体全体がほぐれていくのをぜひ体感してください。

無理のない効率的なダイエットをしたい人に

スライド式あばらストレッチ

あばらをほぐすと脇腹の可動域が広がり、全身の血流が良くなって、腰まわりの脂肪が燃焼しやすくなります。代謝も高まるので効率的なダイエットができます。

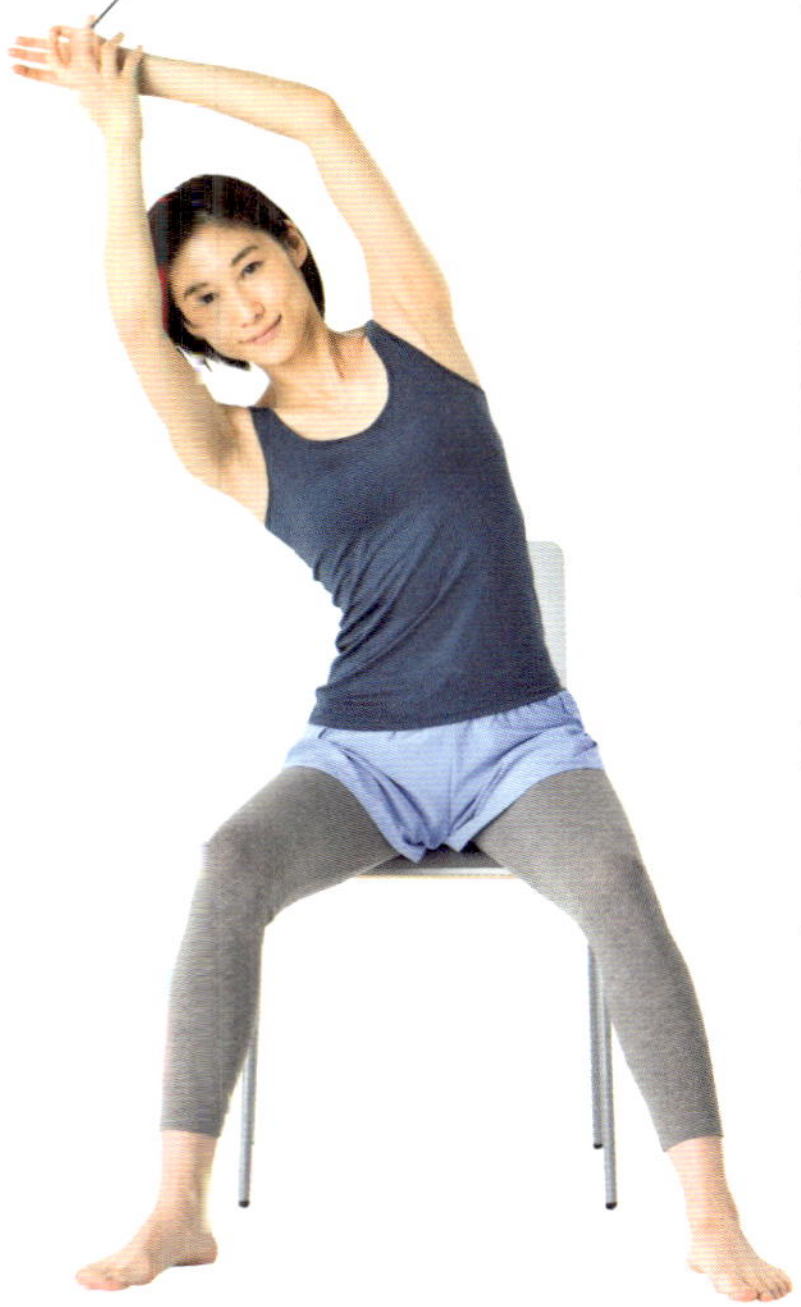

1

両手を上げて、左手首を右手の親指と小指で押さえる。右側に体をかたむける。

椅子に座って脚を開いて、両手を上げる。

左手で基本ポーズをつくり、右手の親指と小指で左手の手首を押さえる。脇腹を伸ばすようにして体を右にかたむける。

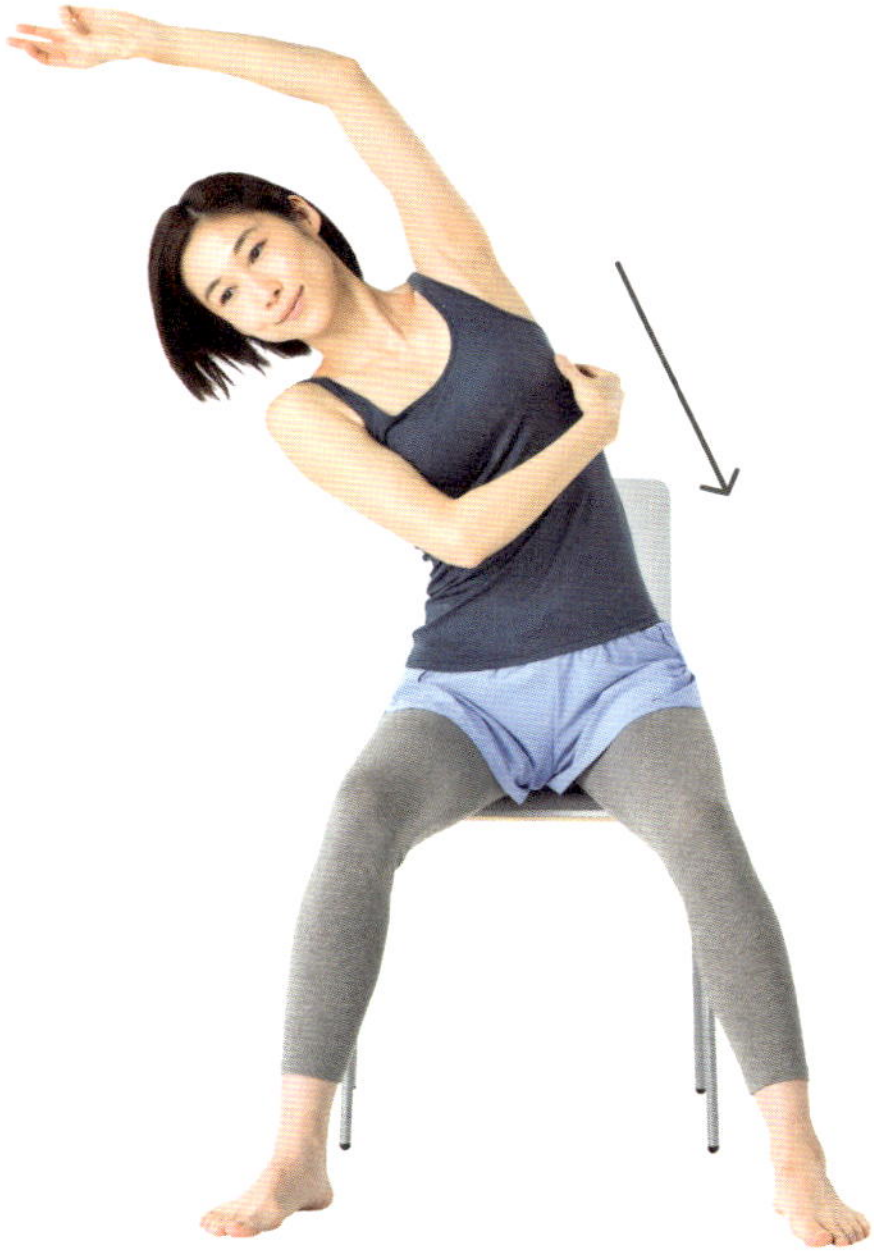

2

手首→二の腕→脇へと流れるように右手をスライドさせる

右手を左手首から腕に沿って脇へと
スライドさせる。
腕には余計な力を入れないこと。

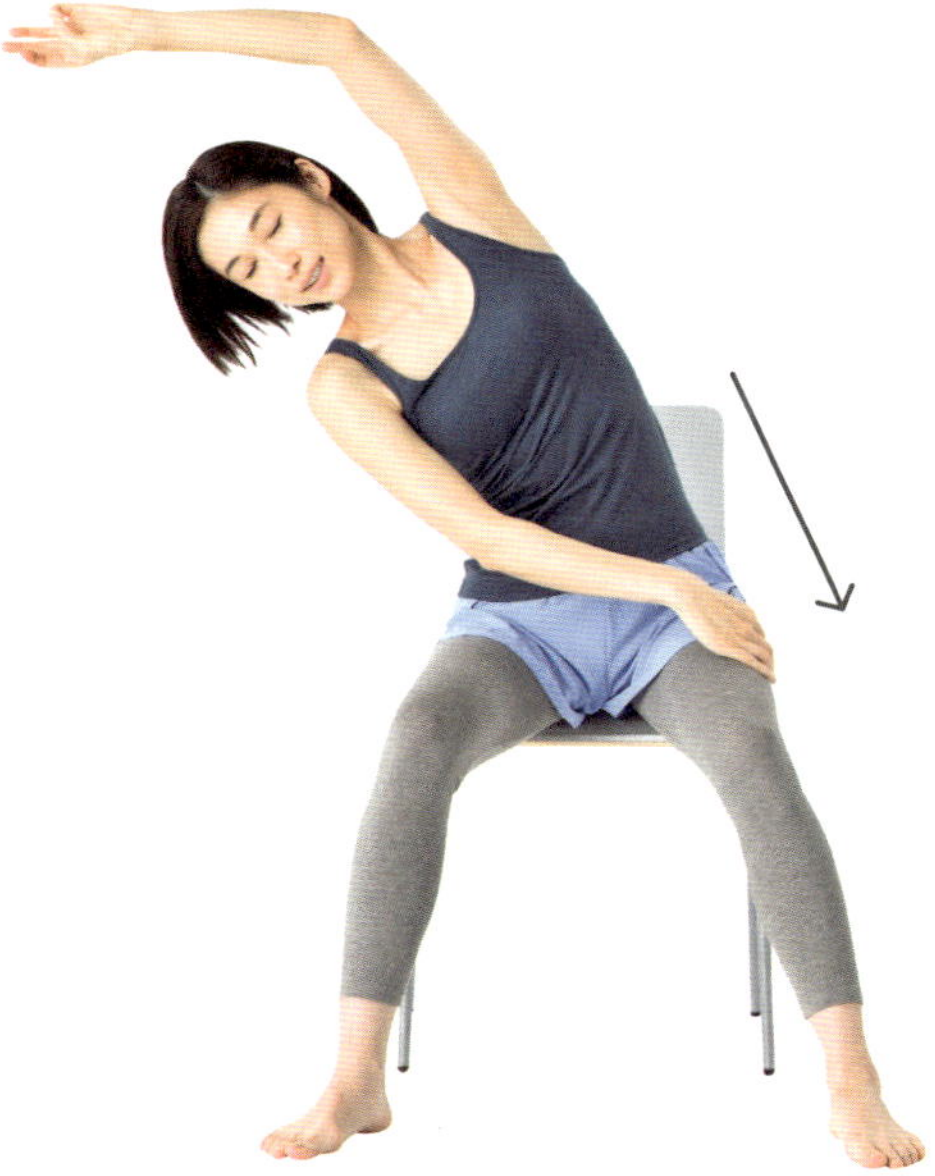

3

脚の付け根までスライドさせる

右手が腰まで届いたら、そのまま自然に伸ばす。これを繰り返す（7 回程度）。
手を持ち替えて反対側も同様に。

あばらダンス

あばらまわりをアコーディオンの蛇腹《じゃばら》のように左右上下させながら、
伸び縮みさせるストレッチ。横隔膜《おうかくまく》を動かして、肺と腸を活性化させます。

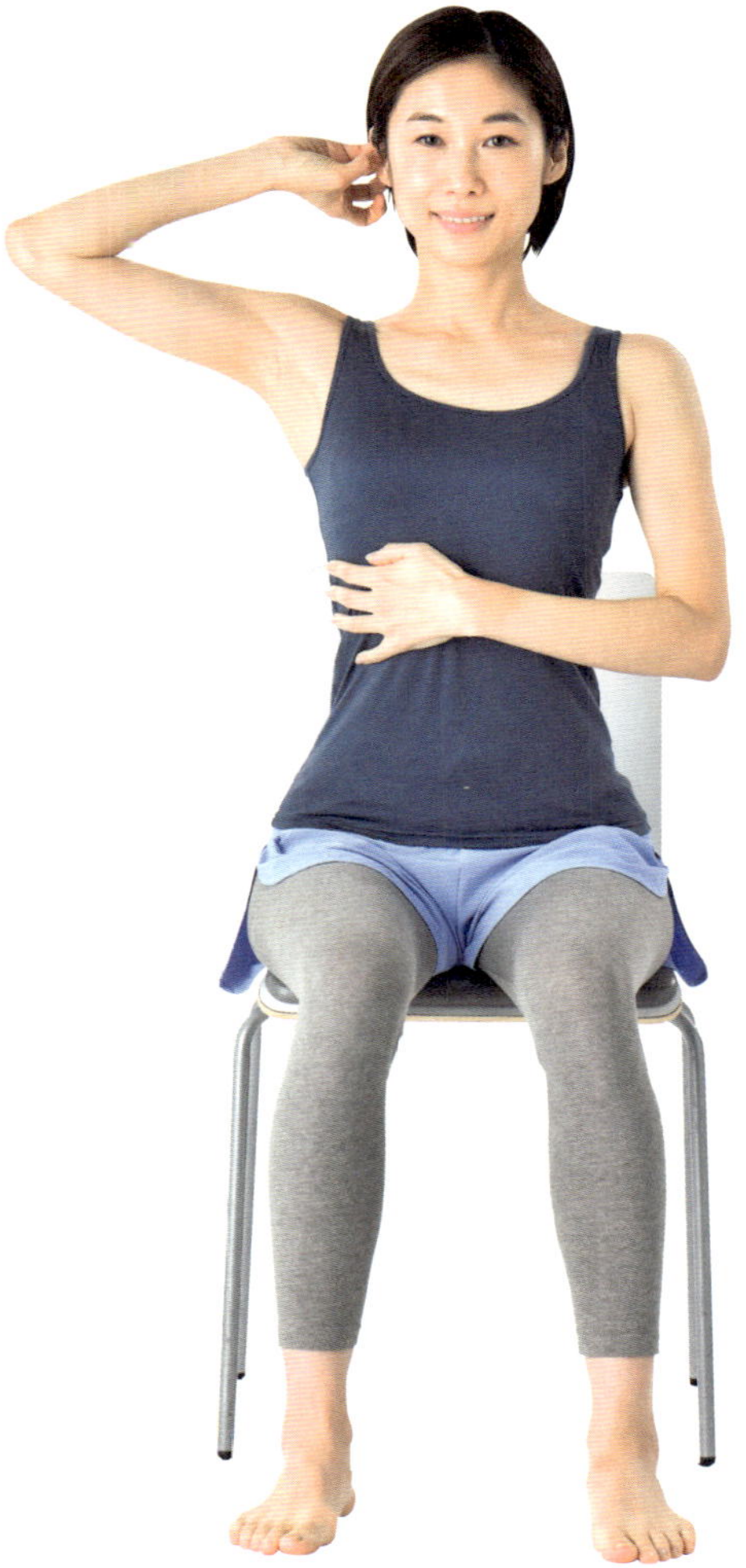

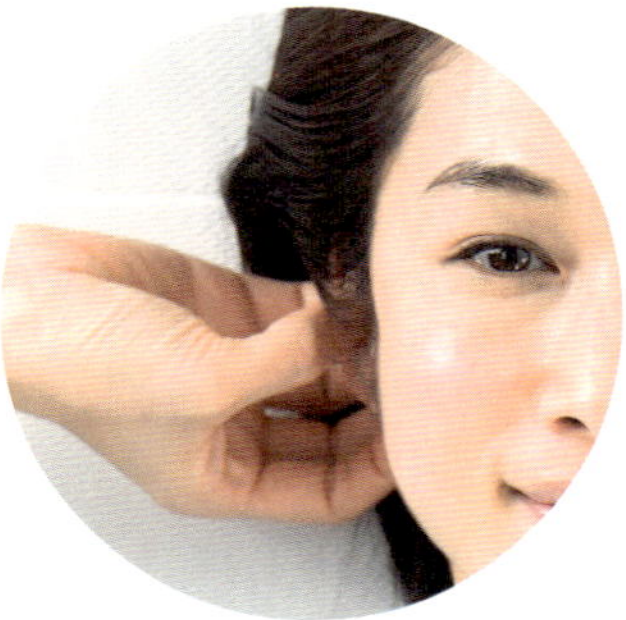

手のひらが上を向くように右手の親指と小指で右耳を軽くつかむ。

1

親指と小指で右耳をつまむ。左手を右側のあばらに当てる。

椅子に座って肩幅に脚を開き、
右手の親指と小指で右耳をつまむ。
左手で右の脇一帯を押さえる。

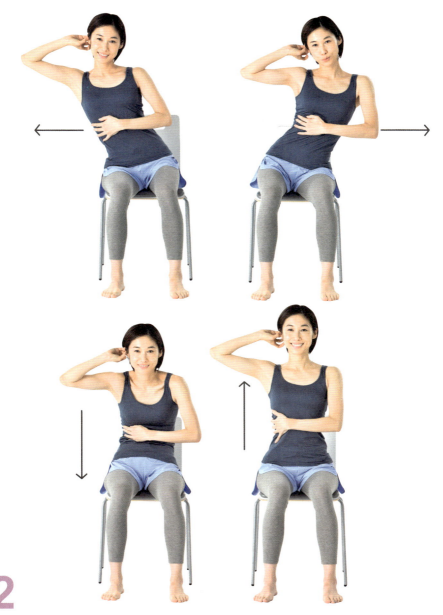

2

左←→右、上←→下と体を動かす

お腹の力を抜いて左右に体を伸ばし、次に上下にお腹を
内側に折りたたむようにして元に戻す（1セット7回程度)。手を替えて同様に。

長時間の座り仕事で腰痛を抱えている人に

坐《ざ》骨《こつ》座《すわ》り

長時間のデスクワークなどで腰痛を抱えているのは、坐骨で座れていないからです。

坐骨で座るとはどういうことでしょう。

では、まずは、座り方を見直しましょう。正しい座り方のコツは、「ダブルT」で立った状態のまま座る、たったこれだけです。

ここで注意したいのは、正しい姿勢を意識しすぎるあまり、極端に背筋を伸ばし、胸を張って腰を反らそうとすることです。これでは逆に腰を痛めてしまいます。

肩の力を抜いて、坐骨で座る習慣を身につけましょう。

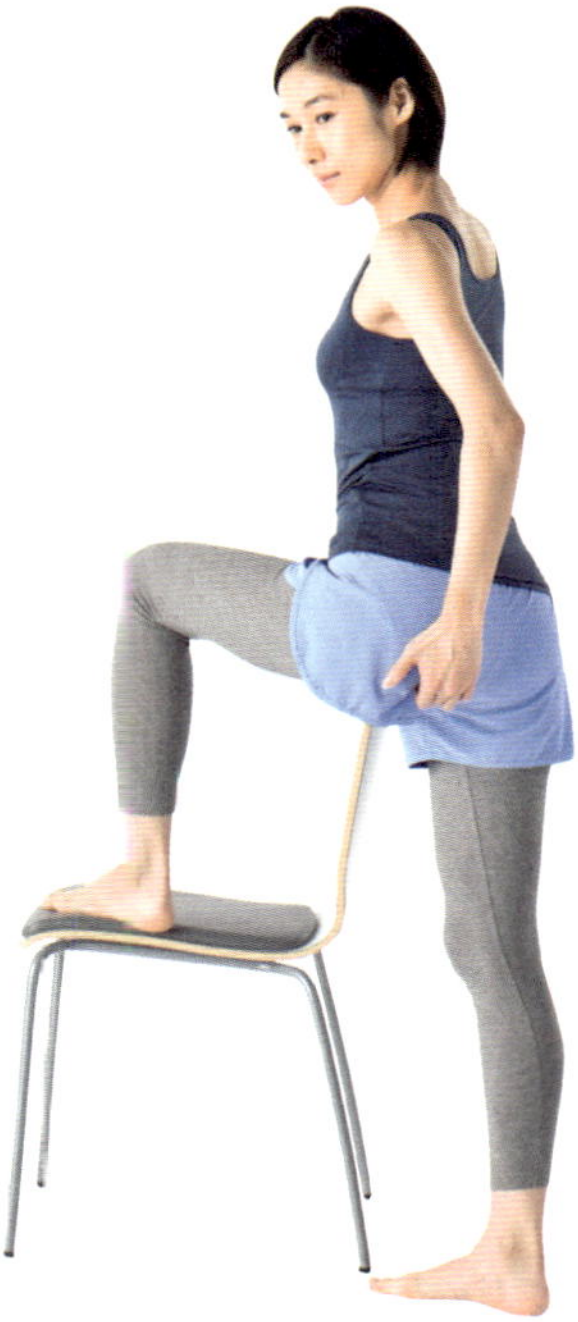

まずは、坐骨を感じてみよう！

坐骨とは、片脚を上げておしりを触ったときに手にぽこっと当たる骨盤《こつばん》の尖《とが》った骨です。
左右の坐骨を触って、意識を向けてみましょう。

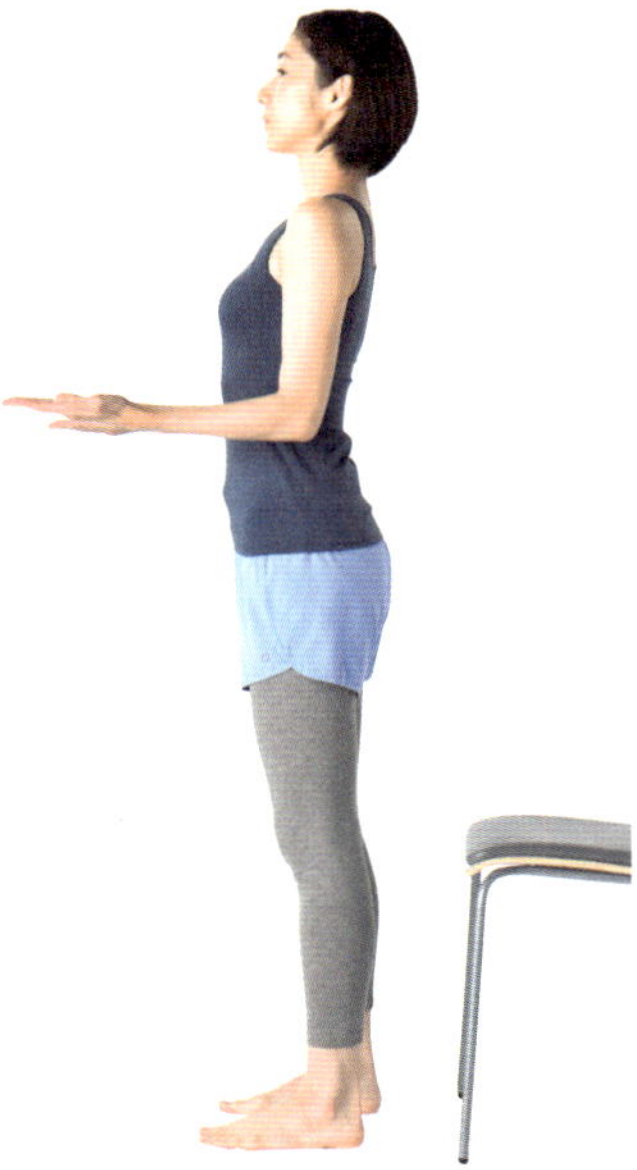

1 ダブルTで立ち、手のひらを上に

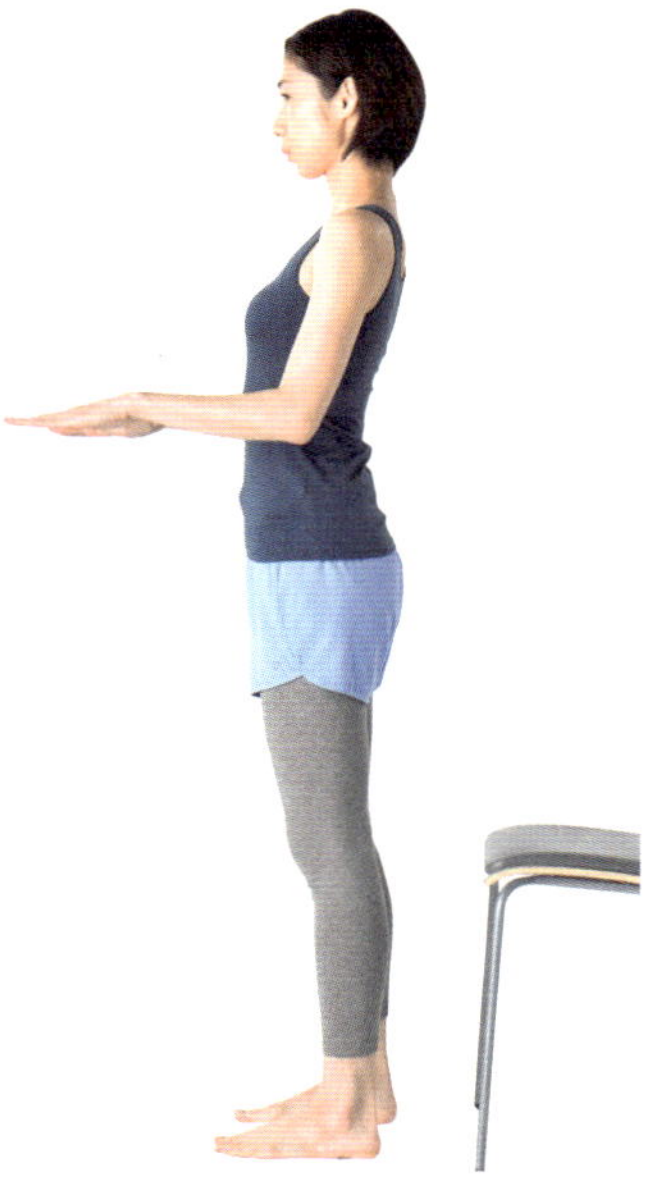

2 手のひらを下に返す

手のひら返《がえ》し（P.88 参照）をして体の力を抜く。

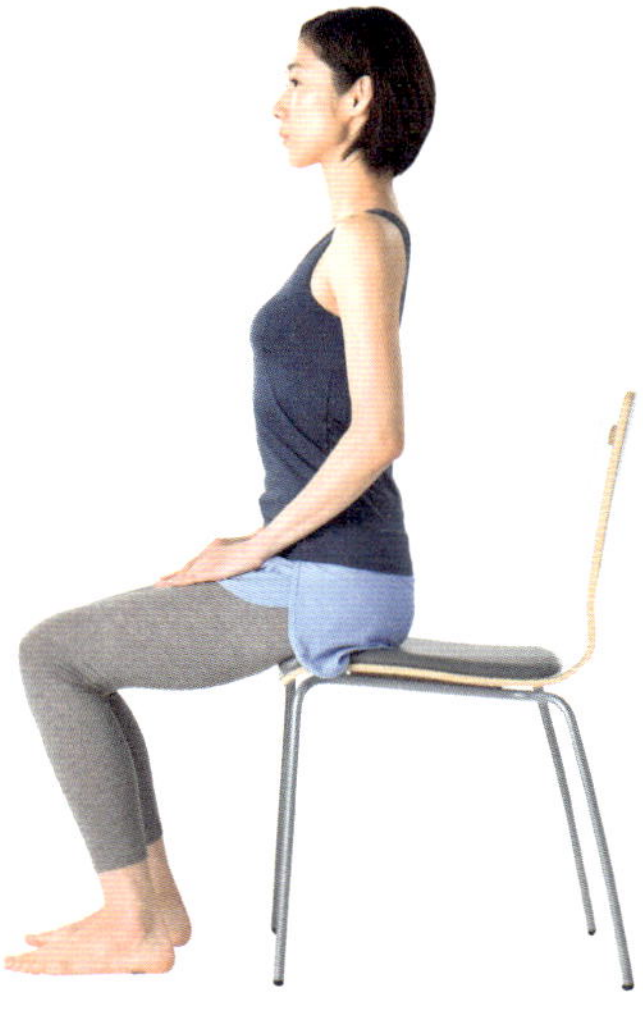

3 椅子に座って肛門をギュッと締める

そのままの体勢で椅子に腰を下ろす。
座ったら坐骨を意識して、
1回、肛門をギュッと締める。

肛門をギュッと締めるだけで、姿勢のゆがみは自然に整えられる

「坐骨に体をあずけて座る」と言われても、そもそも坐骨がどこにあるのかわからない人が多いでしょう。

そこで、坐骨を意識できる方法をご紹介します。

麺棒などの均一な太さの丸い棒を椅子に横に置き、その上に座ってお尻で棒をごりごりと転がしてみてください。そのときに棒に当たる骨が坐骨です。

坐骨さえ意識できれば、坐骨座りもできるようになります。

坐骨に体をあずけたら、肛門を1回、ギュッと締めてください。そうするとインナーマッスルが働き、自然と体にいい座り姿勢（=坐骨座り）になります。

坐骨で座れば、骨盤が本来の位置に収まり、骨盤や背骨のゆがみも改善されていきます。肛門を締めることで、骨盤底筋群《こつばんていきんぐん》も鍛えられるので尿漏れの対策にも有効です。

姿勢のゆがみは、体に様々な負担をかけて、それがコリや痛みの原因にもなります。まずは、正しい姿勢で座ることを習慣にしてください。

after

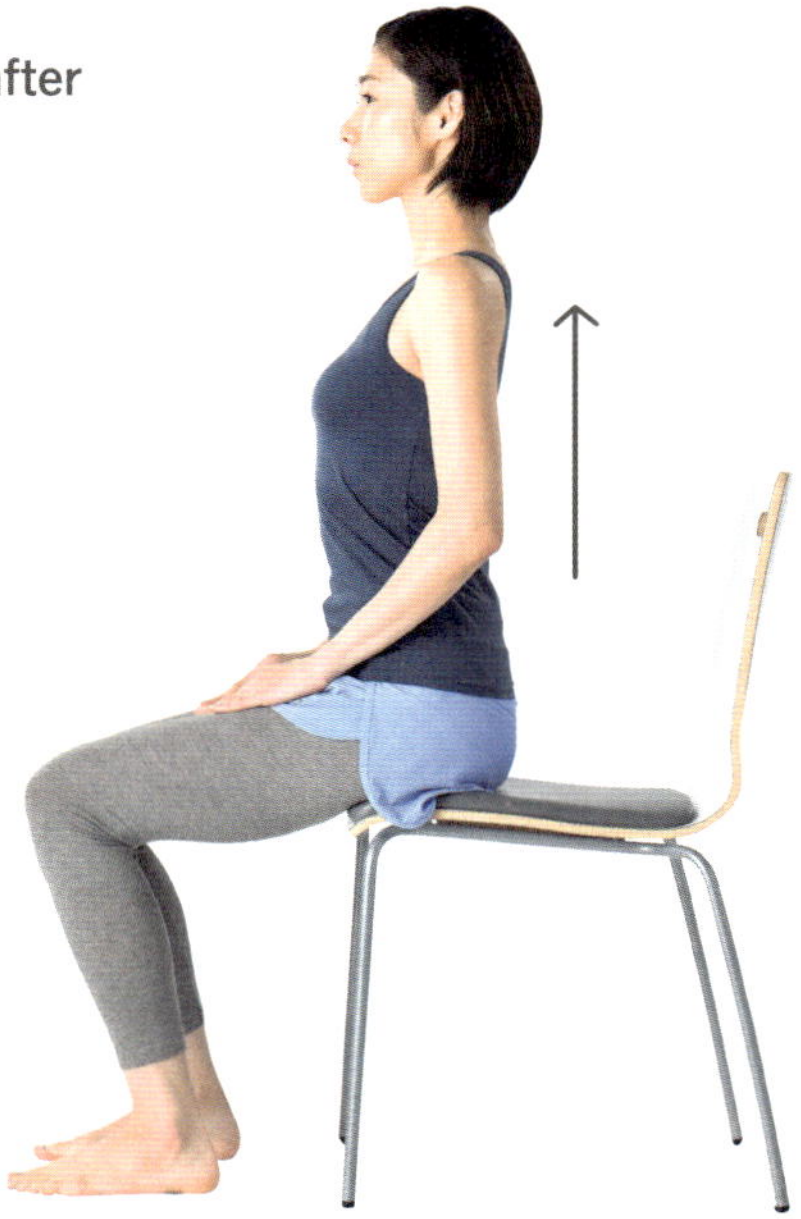

肛門を締めると
自然と坐骨座りに

before

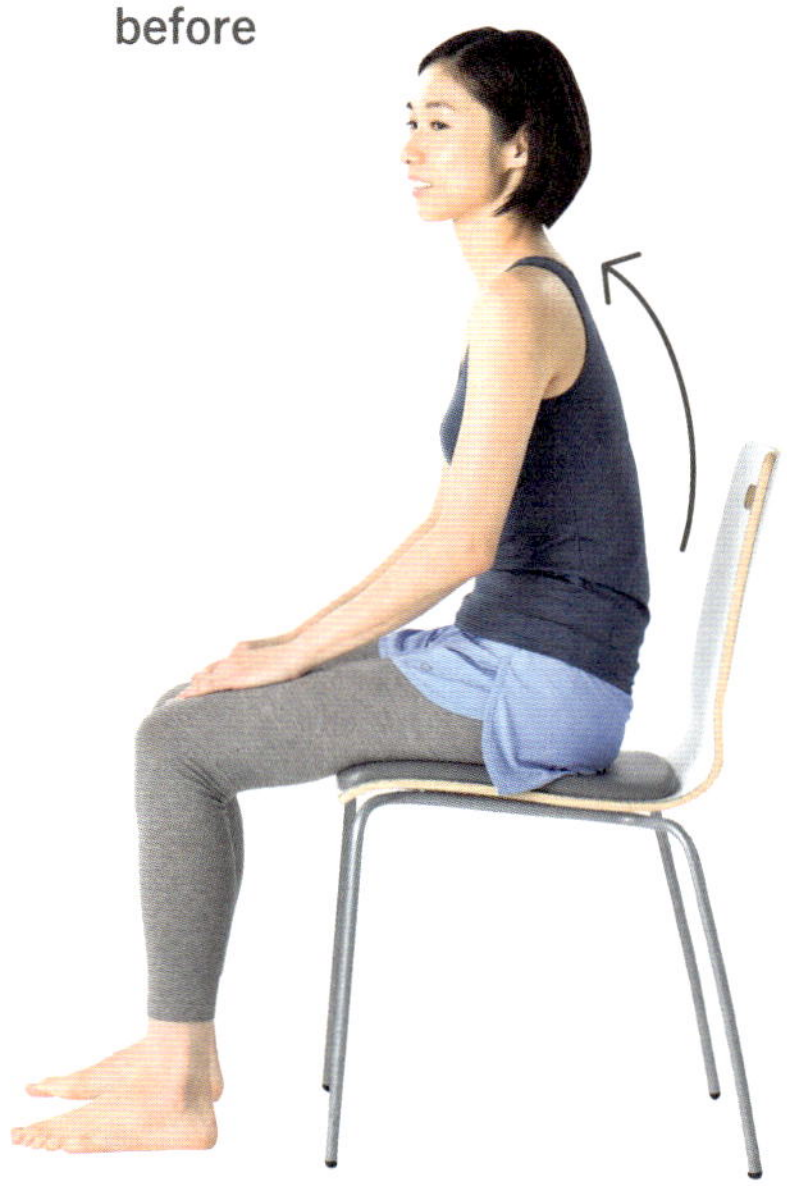

無意識に座ると
猫背になり骨盤も後傾気味

※普段から姿勢が乱れてきたと思ったら、時々、
肛門をギュッと締めて、良い姿勢を保つ習慣をつけましょう。

たった1秒で氣分転換ができる魔法のメソッド！

手のひら返《がえ》し

日常生活では様々な思いもしないことが起こります。

ときには疲れてしまい、氣分を変えたくなるでしょう。そんなときに、ぜひ試していただきたいのが手のひら返しです。

このメソッドは手のひらを上向きから下向きに返すだけ。たったこれだけの動作なのに、一瞬にして肩の関節のこわばりがほぐれて、体から力みがとれます。

料理、洗濯、掃除などの家事やデスクワークで疲れたときや、手先を使う細かい作業の前など、いつでも氣づいたときに行ってみてください。

このメソッドは、精神的なプレッシャーにさらされる場面でも有効です。

私の専門であるスポーツの分野では、陸上におけるスタート時や、野球で打席に立ったとき、ゴルフでティーショットを打つときなどの際のリラックス法としてトップアスリートにすすめています。面接試験などの極度の緊張を強いられるような場面でも有効でしょう。

たった1秒で効果がでるこの魔法のようなメソッドを、生活のあらゆる場面でぜひ活用してください。

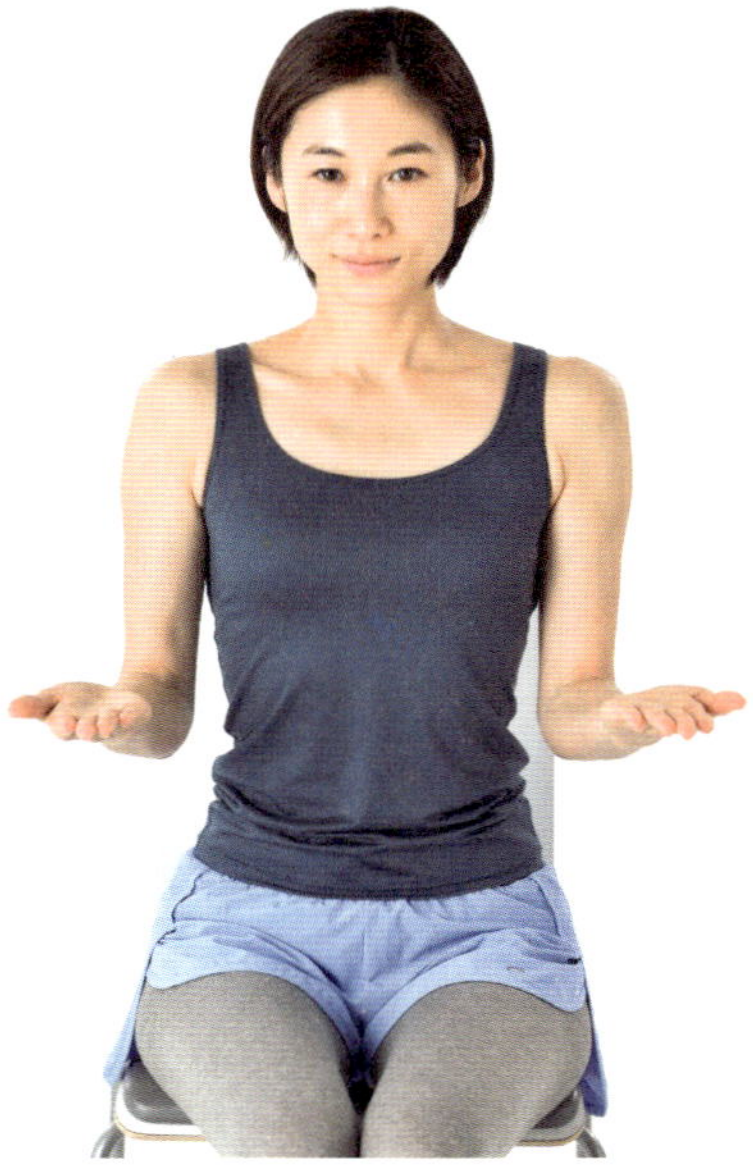

1

両手の手のひらを上に向ける

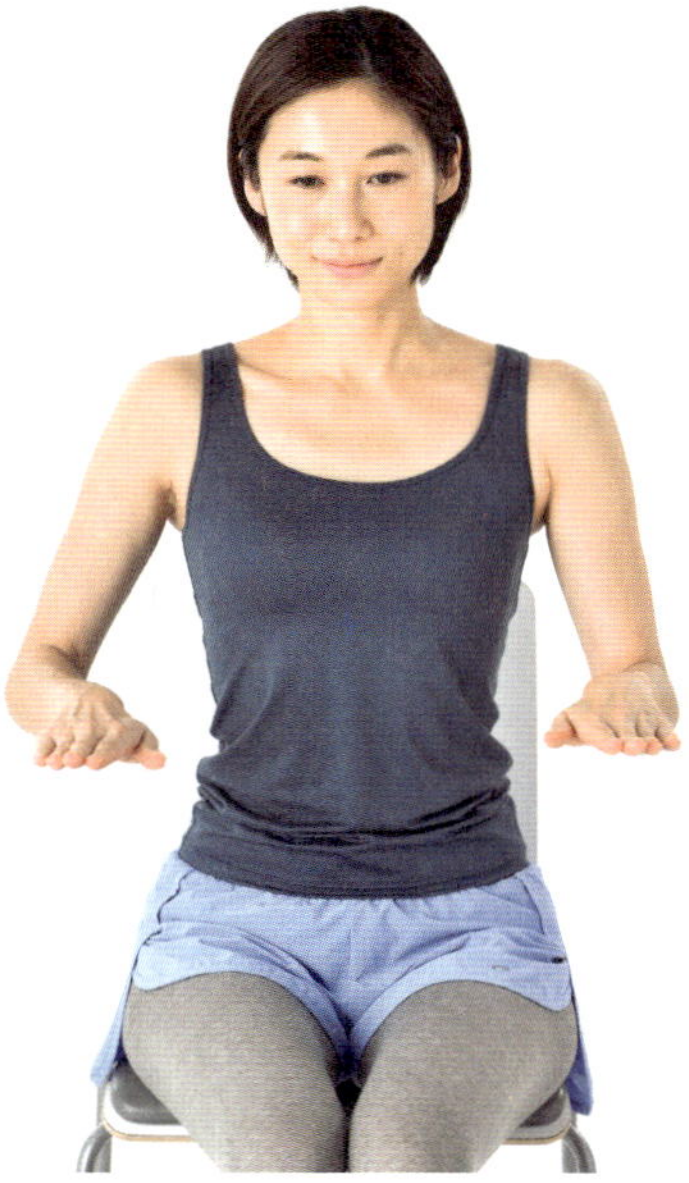

2

両手の手のひらを下に返す

そのままクルッと手のひらを下に返す。

100歳まで快適に暮らす秘訣は、「骨」を意識して体をゆるめること

これまで紹介してきたように、骨ストレッチは「体の骨組み」を意識することで、本来、体に備わっている力をラクに出すためのメソッドです。そのために必要なのが、固まってしまった体幹をゆるめること。体を鍛えるなどというと、私たちは筋トレなどの激しい運動を連想しがちですが、骨組みさえしっかりと連動させられていれば、体はもっとゆるめた方がいいのです。

骨ストレッチのメソッドは、すぐに効果がわかるものも多いですから、ゆるめることの意義を実感していただけるでしょう。

例えば、講習会で、「高齢になって握力が落ちたので、瓶やペットボトルのふたをなかなか開けられなくなった」といった悩みをよく耳にします。

こんなときは、前頁で紹介した「手のひら返し」を行ってから、ペットボトルを胸に引き寄せて、雑巾を縦に絞るイメージで腕全体でひねりながら体から離してみてください。握力で開けるのではなく、腕全体を動かし

て、体幹を活用すればラクに開けられるはずです。

どうか、骨ストレッチで体をリラックスさせて、日々の暮らしがラクになるコツをつかんでください。

余計なストレスから解放された状態でいることこそが、いつまでも心身ともに健康でいるための秘訣だと私は考えています。

ペットボトルのふたが開けられないときは……

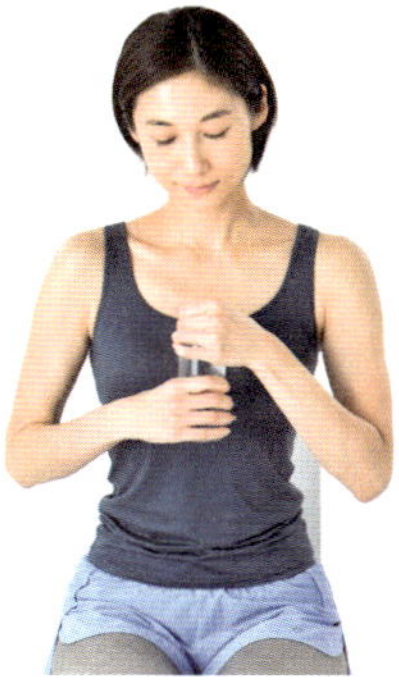

1

ボトルを持って胸に引き寄せる

「手のひら返し」を行ってから、剣道の竹刀《しない》を持つように、片手でキャップ、もう一方の手でボトルをにぎる。

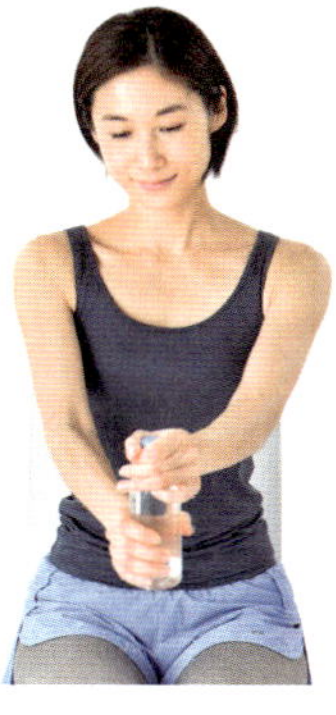

2

体から離しながら腕全体でひねる

脇をしめて手首を内側に絞り込むようにして、腕全体の力でひねりながら体から離す。

column
7

「笑顔」こそが、いちばんの骨ストレッチ

最後に骨ストレッチで、最も大切なメソッドをご紹介しましょう。

それは、「笑顔でいること」。

人は笑顔になるだけで、筋肉の緊張がゆるみ、柔軟性がアップするのです。鼻筋の筋肉がゆるむと空氣が入りやすくなるので、呼吸も整ってスッキリします。

しかめっ面や無表情になりやすい人は、氣づいたときに自分の顔を鏡に映して笑顔をつくってみてください。

脳はだまされやすいので、口角を上げて笑顔になるだけで、ポジティブな氣持ちになって、体もほぐれていくでしょう。

普段から、意識して笑顔をこころがけてください。

あなたが笑顔でいれば、まわりの緊張もゆるみ、自然と幸せな空氣に満たされるはずです。

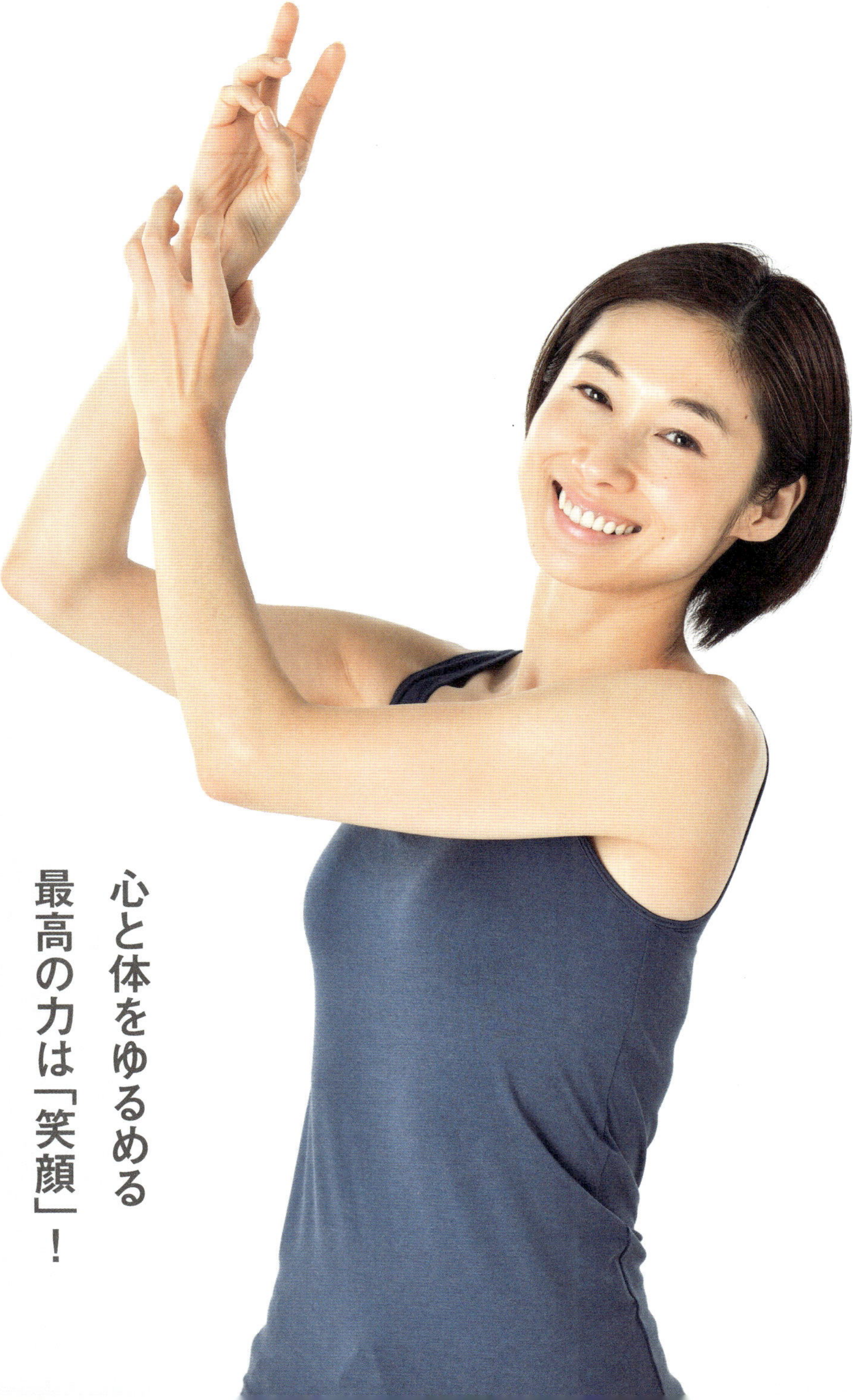

心と体をゆるめる
最高の力は「笑顔」！

あとがき

本書で紹介した「骨ストレッチ」は、陸上競技のスプリンターとして長年トレーニングに取り組んできた私が、ケガに泣かされてきた経験をもとに、現役引退後、体の使い方を一から見直して導き出した、独自のメソッドです。

古武術をはじめとする日本の身体文化と出会い、私は、「筋肉ではなく、骨を動かす」ことが、人の体にとっていかに重要であるかに氣づかされました。

「骨を動かす」と言われても、みなさんがこれまで一般的なスポーツや体育で学んできた体の使い方とは発想も方法も異なるので、最初は戸惑われたかもしれません。でも、本書のメソッドを実践していただくことで、その効果はすぐに分かっていただけたはずです。

おかげさまで、既刊の『ゆるめる力　骨ストレッチ』、『やせる力　骨ストレッチ』の二冊も大きな反響がありました。どこでも簡単にできて、効果がすぐに分かるので、テレビなどのメディアでの紹介も増え、講習会にも多くの方に参加していただいています。また、転倒などによる労働災害をなくしたいという企業への指導も増えています。

スポーツトレーナーとしても様々なアスリートの指導を続けており、最近ではサッカーの日本代表選手をはじめ、トップアスリートたちも「骨ストレッチ」をとり入れてくれています。

昔は、「からだ」に「體」という字を当てていました。この字が示すように「骨が豊か」であることが、心地よく生きるための基本といえるのではないでしょうか。

心地よく体を動かすための原理は、老若男女を問わず、誰にとっても一緒です。

「人生100年時代」のいまこそ、「骨」を意識して、いつまでも快適でいられる体を手に入れていただきたいと願っています。

２０１９年３月

松村 卓（スポーツケア整体研究所代表）

松村 卓（まつむら・たかし）

1968年生まれ。スポーツケア整体研究所代表。中京大学体育学部体育学科卒業。陸上短距離のスプリンターとして全日本実業団6位などの実績を持つ。引退後、ケガが多かった現役時代のトレーニング法を根底から見直し、筋肉ではなく骨の活用法に重点を置いた「骨ストレッチ」を考案。仙台を拠点に全国各地で講習会を行い、多くのアスリートや体に不安を抱える人たちの指導にあたる。著書に『ゆるめる力　骨ストレッチ』『やせる力　骨ストレッチ』『「筋肉」よりも「骨」を使え！』（共著・甲野善紀）など。
http://www.sportcare.info

ブックデザイン　野中深雪
写真　志水 隆
モデル　本間ゆかり
ヘアメイク　猪狩友介
編集協力　坂口みずき

100歳《さい》まで元氣《げんき》でいるための
寝《ね》たままできる骨《ほね》ストレッチ

2019年3月15日　第1刷発行

著　者　松村《まつむら》　卓《たかし》
発行者　飯窪成幸
発行所　株式会社 文藝春秋
〒102-8008 東京都千代田区紀尾井町3-23
電話　03-3265-1211

印刷所　光邦
製本所　大口製本

万一、落丁・乱丁の場合は送料当方負担でお取替えいたします。小社製作部宛、お送りください。定価はカバーに表示してあります。

ISBN978-4-16-390990-5